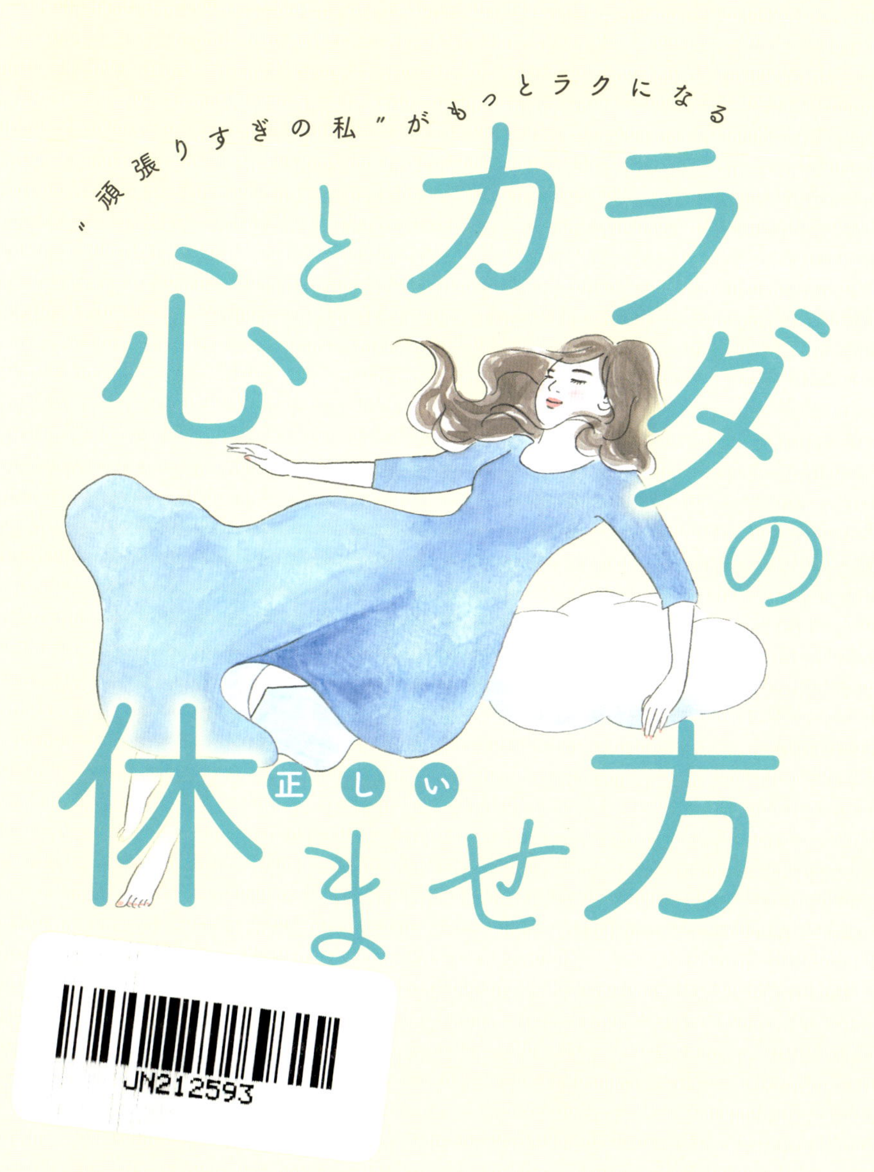

NIKKEI WOMAN BOOK

CONTENTS

PART 1

「毎日ぐったり」から抜け出す
心とカラダのリセット習慣

PART 2

仕事もプライベートもラクになる
人間関係のルール

CONTENTS

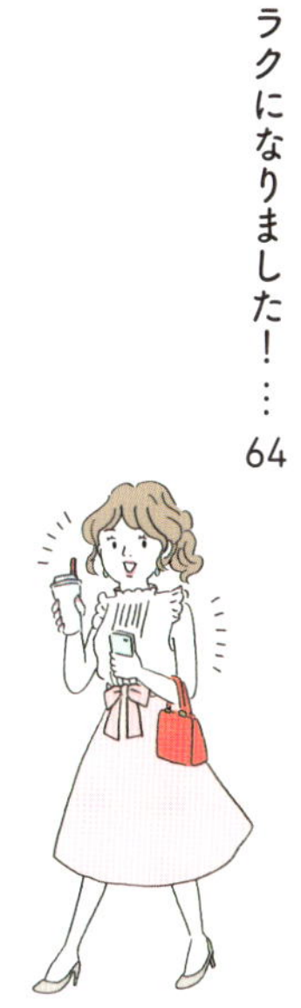

PART 3 原因を知って最適なケアを「なんとなく不調」スッキリ計画

CONTENTS

PART 4
心がみるみる強くなる！
脳の正しい使い方

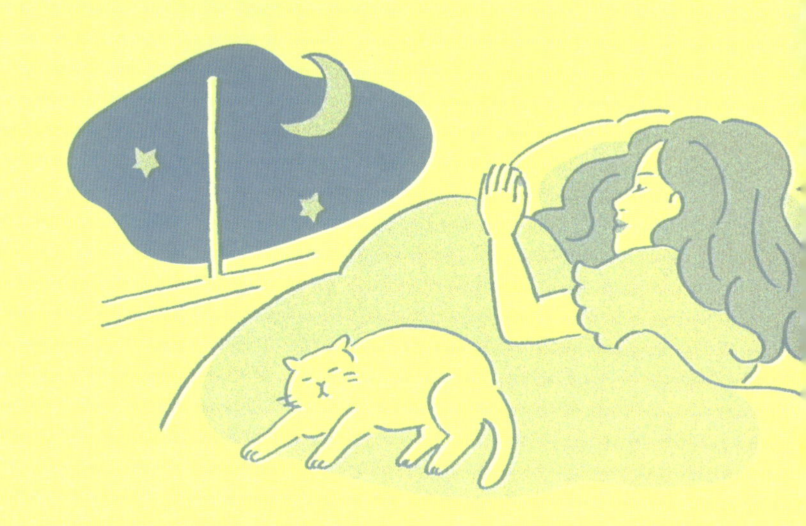

PART 1

「毎日ぐったり」から抜け出す

心とカラダのリセット習慣

仕事にプライベートに、つい頑張りすぎて疲れが抜けない。そんなあなたにおすすめしたいのが心とカラダをラクにしてくれる生活習慣。疲れのタイプ別におすすめの方法をお教えします。心の中を整理して、ストレスに負けないメンタルを養いましょう。

1日5分の

あなたの疲れのタイプ別

心とカラダのリセット習慣

いつも疲れが抜けず、「疲れたー」とつぶやいている――。
そんなあなたにおすすめしたい、自分の疲れのタイプ診断。何が疲れの原因なのか
分かれば、上手に休息できるはず。1日5分のリセット習慣で、心もカラダもリフレッシュ！

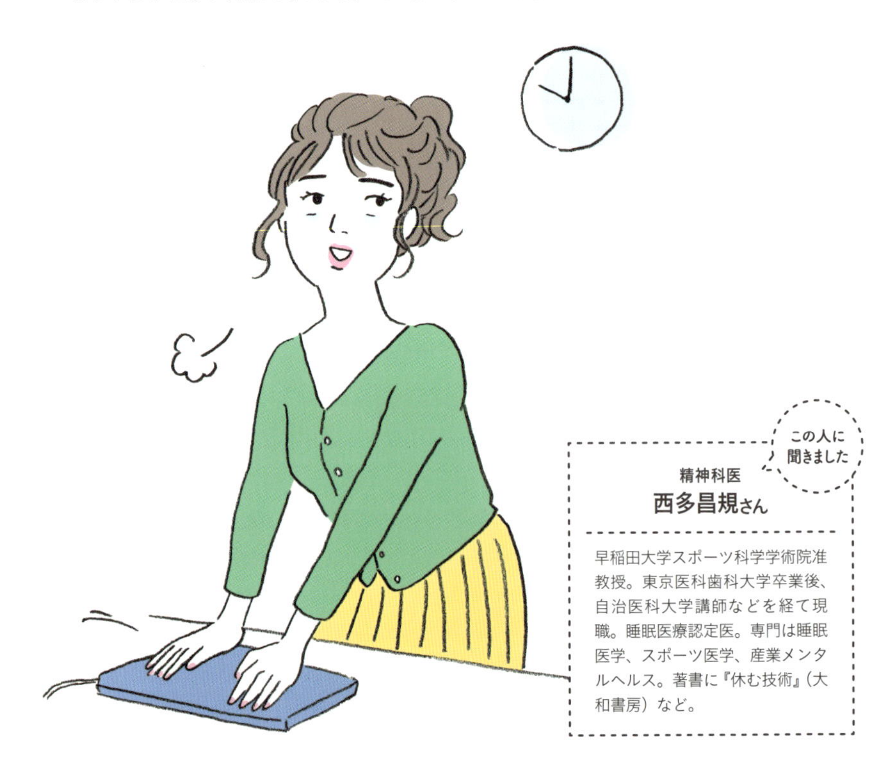

この人に聞きました

精神科医
西多昌規さん

早稲田大学スポーツ科学学術院准教授。東京医科歯科大学卒業後、自治医科大学講師などを経て現職。睡眠医療認定医。専門は睡眠医学、スポーツ医学、産業メンタルヘルス。著書に『休む技術』（大和書房）など。

疲れが取れない人の多くは睡眠不足になっている

「働く女性の多くは、仕事以外にも、家事・育児などのすべきことや勉強などのしたいことを、自分の許容範囲を超えて抱えており、常に疲れを感じています」と話すのは、疲れと休み方に詳しい精神科医の西多昌規さん。

自分は疲れていないと思っていても、イライラする、集中できない、風邪がなかなか治らないといったことがあれば、疲労のサイン。リセットが必要だ。

上手にリセットするには、まず疲れのタイプを知ろう。「疲れを取る一番の方法は眠ること。疲れている、という人の多くは睡眠不足です」（西多さん）。

睡眠時間を十分確保しても疲れているなら、原因は他にある。左ページのチャートを試してみて。

まずは疲れのタイプを診断！

Q しっかり眠った翌日、疲れが取れますか？

NO　YES

Q 仕事そのもので疲れるというより、人間関係のストレスで疲れていますか？

Q 休日の朝に寝坊できるなら、いつもより2時間以上長く寝続けられますか？

NO　YES　NO　YES

TYPE D
頑張りすぎタイプ

TYPE C
対人ストレスタイプ

TYPE B
体力不足タイプ

TYPE A
睡眠不足タイプ

TYPE C

職場などの人間関係で疲れる

対人ストレスタイプ

ついつい気遣いしすぎる人は、日々の暮らしのなかで対人ストレスがたまりがち。そりの合わない上司や同僚がいると特に、人間関係の悩みが大きくなる。

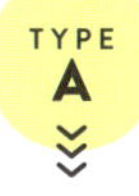

ついつい眠りを削りがち

睡眠不足タイプ

仕事や家事、趣味に時間を取られて、睡眠を削ってしまう。働き盛りの女性が陥りやすい。夜遅くに食事をすると眠りが浅くなり、睡眠の質まで低下する。

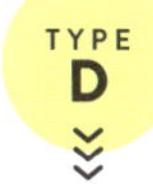

仕事以外にもやることが多い

頑張りすぎタイプ

仕事も家事も育児も全力投球！　完璧主義の女性に多い。理想や目標を高く掲げているため、「できない自分」や「できない家族や同僚」がストレスの原因に。

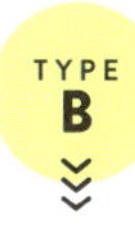

筋力がなく、疲れやすい。
疲労回復力もダウン

体力不足タイプ

1日座りっ放しだったりして運動不足の人は、筋力や心肺機能などの基礎体力が落ちて、疲れやすい。血流も悪くなり、疲れから回復しにくくなる。

リセット習慣

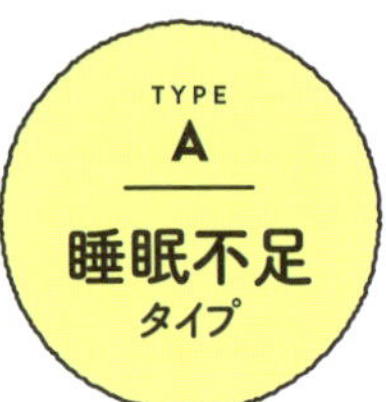

1日5分の 昼休みのうつぶせ寝

睡眠不足の人は、少しでも早くベッドに入り睡眠時間を延ばすべき。加えて、短時間でも効果的なのが、昼食後15分以内の昼寝。わずか5分、デスクでうつぶせ寝するだけで驚くほどリフレッシュできる。昼寝前にカフェインを取ると目覚めスッキリ！

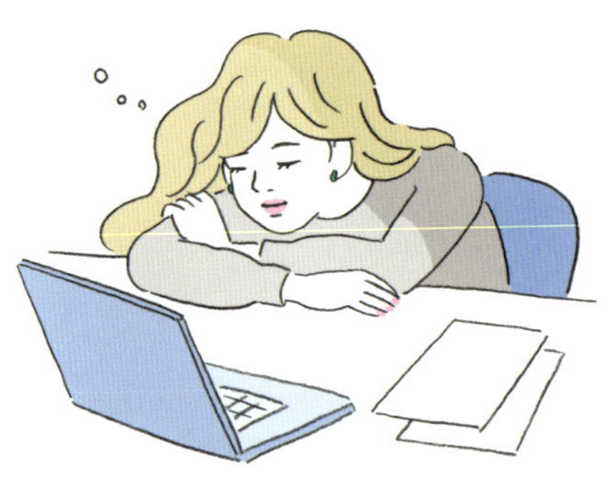

ほかにもおすすめのリセット習慣

- 休日の朝は平日よりも2時間ほど寝坊する
- 食事とお酒は、寝る3時間前までに済ませる
- ぬるめのお風呂で睡眠前に少し体を温める

TYPE B 体力不足タイプ

1日数回の 階段上り

運動の時間がつくれないなら、通勤時や社内の移動などに、エスカレーターなどではなく階段を使うことを習慣にしよう。「少し心拍数が上がり、汗ばむ程度の運動を1日3〜5回行うと効果的。寝る前の激しい運動は、眠りの質を落とすので避けて」。

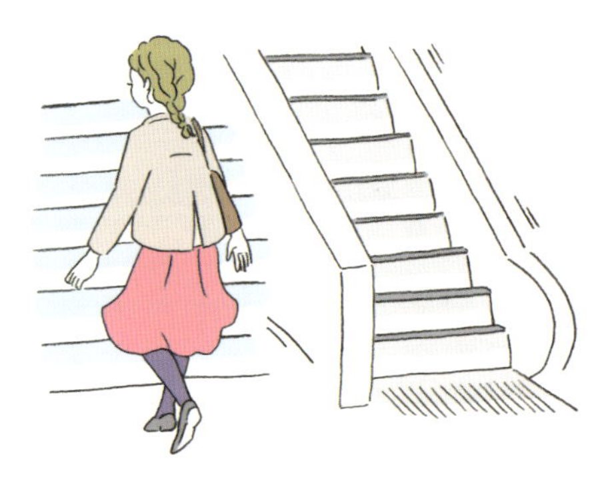

ほかにもおすすめのリセット習慣

- 電車内で立ったまま腹筋に力を入れる
- 座っている時間に背すじを伸ばし、脚をそろえる
- ランチに行く際、遠くの店を選ぶ

疲れのタイプ別 おすすめの

TYPE
C
対人ストレス
タイプ

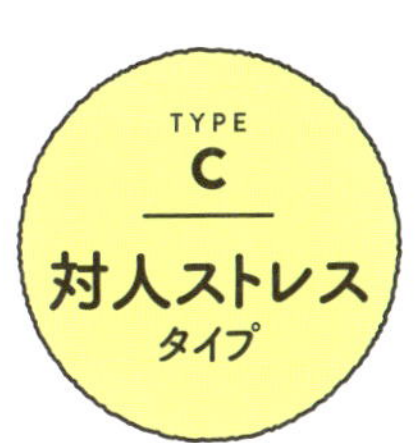

1日5分の 昼休みのプチ外出

周囲を気遣う人は、ひとりの時間を持とう。「たった5分でも、わずか5mでも、苦手な相手と一緒にいる時間や距離を短くすると、ストレスが減ります」。昼休みには、コンビニへ出かけるなどのプチ外出を。終業後には予定を入れて、さっと退社する。

コンビニ行ってきまーす
いってらっしゃ〜い

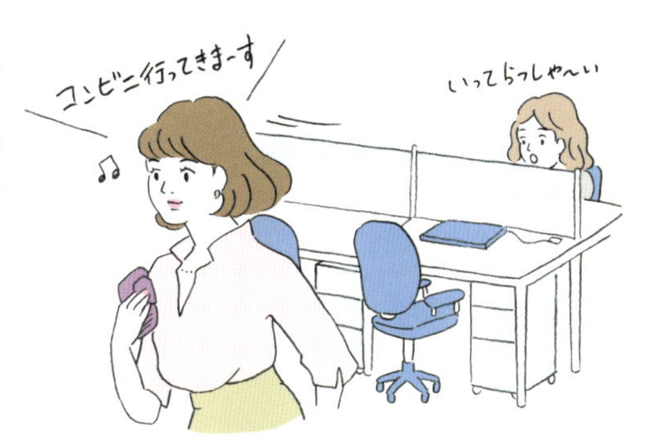

ほかにもおすすめのリセット習慣

- 平日に休みを取り、歯科健診を受ける
- メールや電話の通知をオフにする
- 仲の良い友人とグチ会でストレス発散

TYPE
D
頑張りすぎ
タイプ

1日1つ以上の「やらないこと」を決める

「頑張りすぎの人は、すべて自分で抱え込みがち。今やる必要があるか、本当に自分がやらなければならないか、よく考えて」。まずは1日1つ以上「やらないこと」を決めよう。家事が大変なら掃除は掃除ロボットに、夕食は外食など、1つずつ手放そう。

やらないことリスト
・休日に予定を入れない。

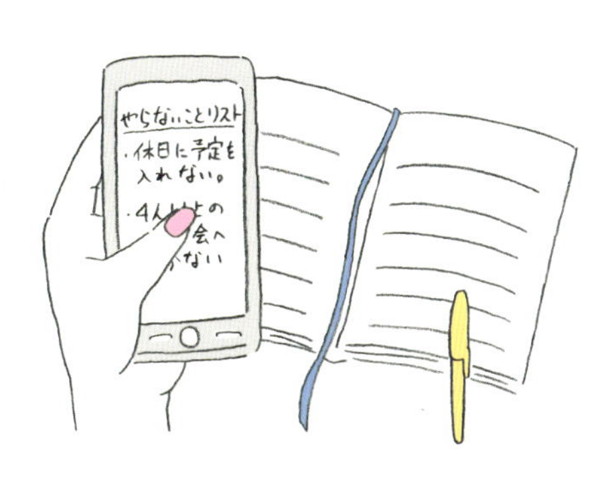

ほかにもおすすめのリセット習慣

- 予定表に「何もしない時間」を入れておく
- 焦っていると感じたら、10秒間息を吐く
- 緊急性の低い仕事は、先延ばしにする

5分以内でできる！

体メンテナンスのプロの疲れ取り24時間

人の体に向き合うプロは、自分の体ともしっかり向き合っているもの。
忙しいのに常に元気な管理栄養士、鍼灸師の2人に、「疲れ取り」の習慣を聞きました！

腸をしっかり休ませ、デトックスでスッキリ！

ヨガインストラクターを務める岡清華さん。週3回のヨガレッスンのほか、管理栄養士として顧客のカウンセリングや、「腸コンディショニング」イベントの企画・運営を行うのが仕事だ。岡さんが疲れを取るために意識しているのが「デトックス」。アーユルヴェーダを学んだ経験と管理栄養士としての知識を生かし、午前中は腸を休ませ排泄(はいせつ)の時間にする。疲れてきたら深く呼吸したり、音楽を聞いたりして心を落ち着かせるのが日課だ。「特に腸のコンディションを整えることで、肌荒れしたり太ったりすることがなくなり、心のバランスも取れるように。消化と吸収にエネルギーを使いすぎないようにしています」。

CASE 01

管理栄養士

ヨガインストラクター

岡 清華さん（26歳）

● 1日のスケジュール ●

05:00	起床
05:30	仕事開始
15:00	仕事終了
16:00	夕食
22:00	就寝

平日は朝6時から、休日は朝8時から、早朝のヨガレッスンがスタート。「朝一番にお客様を笑顔でお迎えするためにも、7時間睡眠を心がけています」。

岡さんの 疲れ取り24時間

START!

水は軟水をチョイス。ミネラルをイン！

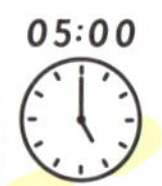

朝は白湯で腸を疲れさせない

軟水の白湯に海塩や飲める温泉成分（ミネラル原液）を入れて飲む。「お腹がすくときは、バナナを食べます」。

苦くなくて、おいしい〜！

07:00

スーパーフード「モリンガ」を溶かした水で栄養補給

ビタミン、ミネラル、必須アミノ酸など、栄養豊富な植物「モリンガ」には便秘解消やデトックス効果も。「粉末を水に溶かして飲みます」。

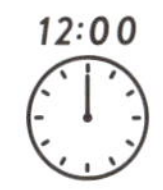

12:00

デスクワークに疲れたら上半身をツイスト

「仕事に集中すると呼吸が浅くなり、肩もこる。椅子に座って体をねじり、深呼吸。腸が刺激され、便秘解消にも」

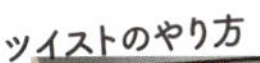

ツイストのやり方

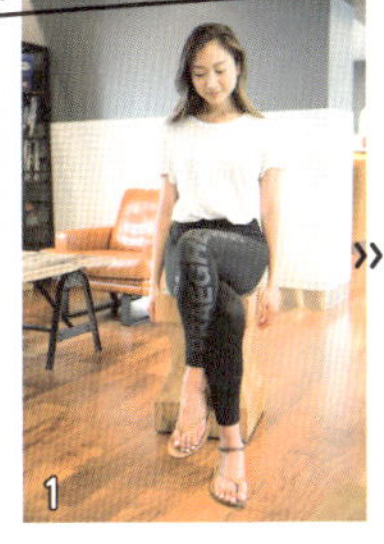

1 座ったまま、右足の上に左足を組む。

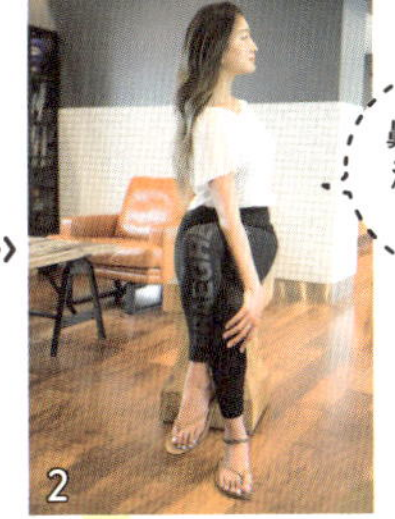

2 左の太ももの外側に右ひじを当て、上体を左にねじる。逆も同様に行う。

鼻で深くゆっくり深呼吸を5回繰り返す

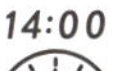

14:00

ヘンプ（麻）のオイルで筋肉を緩ませる

「体のこわばりを取ってリラックスしたいときは"ヘンプオイル"を。少量を手に取りマッサージしたり、舌下に垂らしたりします」

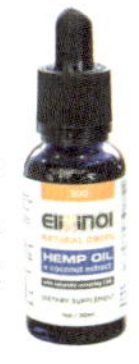

マッサージのやり方

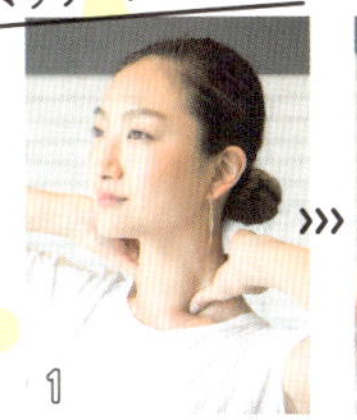

1 オイルを指につけ、鎖骨の上のくぼみを左右同時に親指で押す。

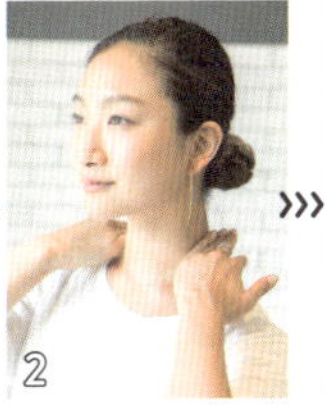

2 耳の下から肩に向かい、首を小指の側面で上から下へ押し流す。

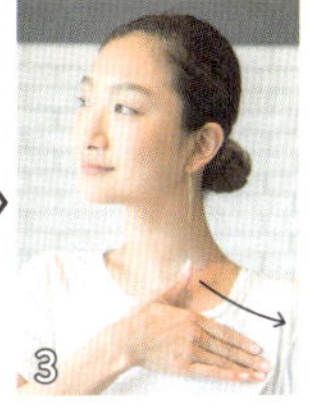

3 鎖骨下から脇の下まで、4本の指を使って押し流す。

首や肩のこわばりをラクにする！

野菜や豆類もしっかり摂取！

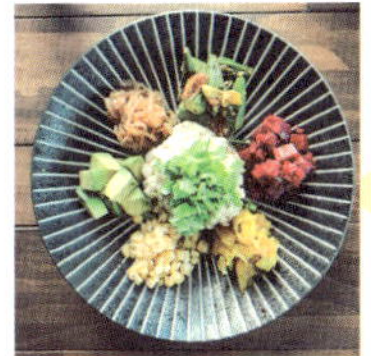

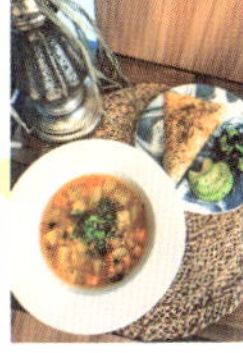

16:00

週に4〜5日は夕食を自炊して早めごはん

「キッチャリーというインドのおかゆを作ることが多いです」。寝る前までに消化できるよう、早い時間に食べる。

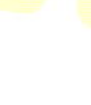

20:00

感情をノートに書き出して心をリセット

夜のひとり時間で心のデトックス。「その日の感情をノートに吐き出すとスッキリ。16歳から続けています」。

21:00

"528ヘルツ"の音楽で自律神経を整えリラックス

「528ヘルツの音楽を聞くと、自律神経が整い、腸が動くそう。部屋を間接照明で暗くし、曲を流してくつろぎます」。スマホで「528ヘルツ」と検索すると曲を探せる。

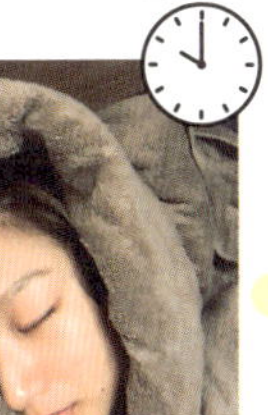

22:00

考え事で眠れないときは頭をタオルでくるむ

「アーユルヴェーダで、"考え事が止まらないときは、バスタオルで頭をすっぽり包むといい"と知り、実践。眠れないときの習慣です」

※情報は2018年8月時点のもの

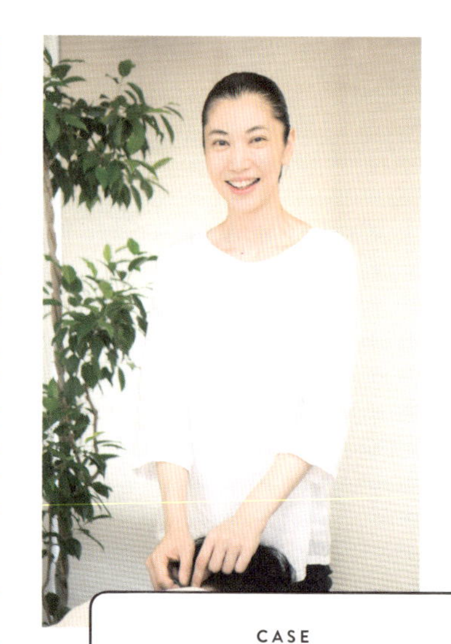

CASE
02
鍼灸師

目白鍼灸院 院長
柳本真弓さん（44歳）

● 1日のスケジュール ●

07:30	起床＆朝食
10:00	仕事開始
20:30	仕事終了
21:00	夕食
24:30	就寝

始業後は昼食を取る暇もなく、終業までノンストップ。「睡眠だけでは解消することができないほど、疲れがたまると厄介。日中にこまめにケアしています」。

簡単セルフケアで疲れをためないカラダに！

鍼灸と漢方の治療院「目白鍼灸院」の院長・柳本真弓さん。患者への施術の傍ら、メディアにも多数出演する人気鍼灸師だ。それゆえ、毎日昼食を取る時間さえままならないほど大忙し。そんな柳本さんが日々実践しているのは、鍼やお灸、ストレッチなど、血行を改善してくれるこまめなセルフケア。「たまった疲れを取り去るのはとても大変ですし、疲れが慢性化すれば、病気の原因にも。頭が重い、食欲が湧かない、やる気が出ないなど、疲れのサインが出たらすぐにケアしています」。心が疲れたときは、オンラインのスペイン語講座を受けたり、音楽を聞きに行ったりする。「リフレッシュすることも大事です」。

柳本さんの疲れ取り24時間

START!

11:00

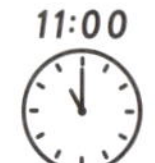

円皮鍼で頭痛や目の疲れを和らげる

耳の後ろのツボ「完骨」のほか、首周りを指で押してこりを感じる場所に「円皮鍼」（短い鍼付きシール）を貼る。「脳への血流が促され、頭や目がスッキリ」。

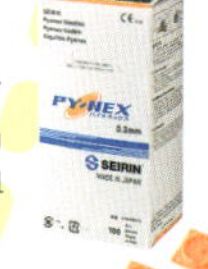

円皮鍼の使い方

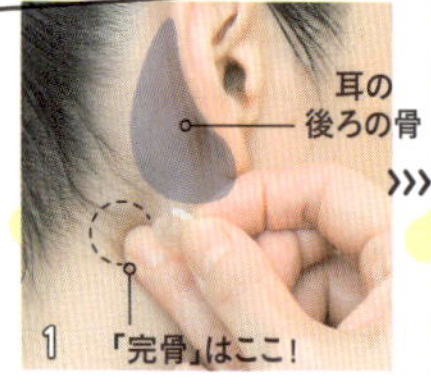

両耳の後ろにある、出っ張った骨の下のくぼみのツボ「完骨」を見つける。「押すと痛いところ」。

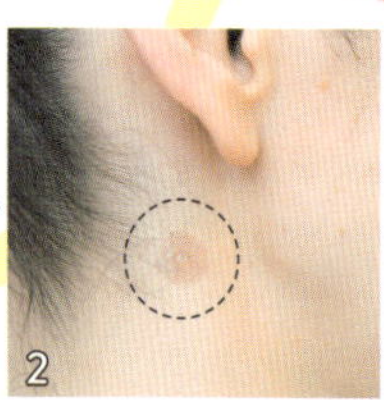

完骨に鍼を刺すイメージで、シールを貼る。「貼りっ放しで、1日中過ごします」。

12:00

その日の体調に合わせて漢方薬を飲む

「漢方薬はお腹がすいているときに飲むものなので昼頃に服用しています。午前中に気づいた疲れに合わせて、服用する漢方薬を選びます」

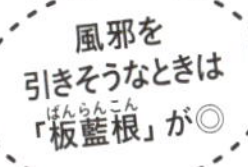

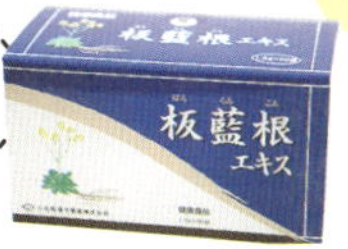

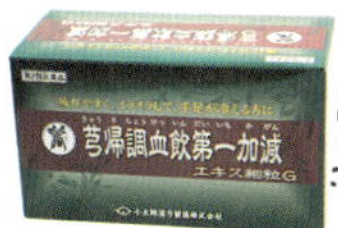

全身の血行を
改善するには
「芎帰調血飲第一加減」を

15:00

手のマッサージで血流アップ！

手が疲れてきたら、指を反らせるマッサージをする。「簡単で、気持ちいい！　指先だけでなく、首や肩など上半身の血行改善にも」。

マッサージのやり方

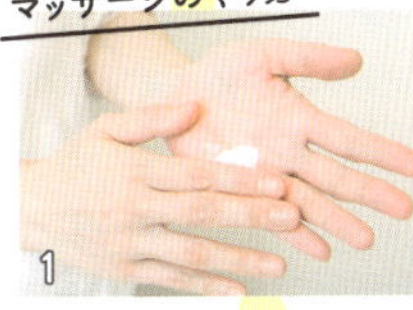

1 ハンドクリームを手の全体になじませる。

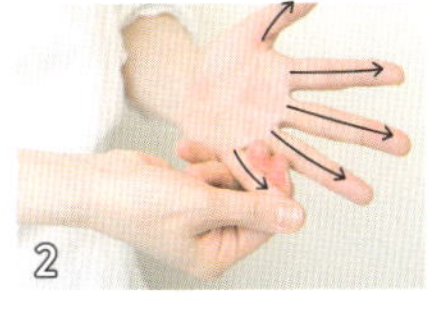

2 指を1本ずつ、指の根本から指先へ、しごくようにマッサージ。

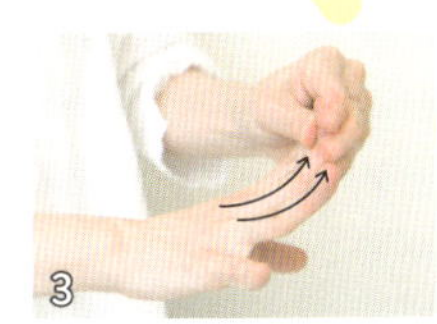

3 左手で右手の指4本を持ち、反らせる。逆の手も同様に。

18:00

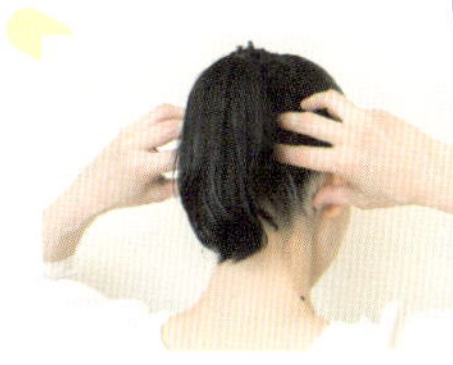

肩こり、頭痛は「はちまきライン」のもみほぐしで解消！

おでこから後頭部で骨が一番出っ張っているところまでが「はちまきライン」。ツボが多い部分なので、指の腹でもみほぐす。

21:00

夏はクエン酸たっぷりの甘夏を毎日食べる

「疲労回復にいいとされるクエン酸や、ビタミンCなどの抗酸化成分たっぷりの甘夏を、毎日意識的に食べます」

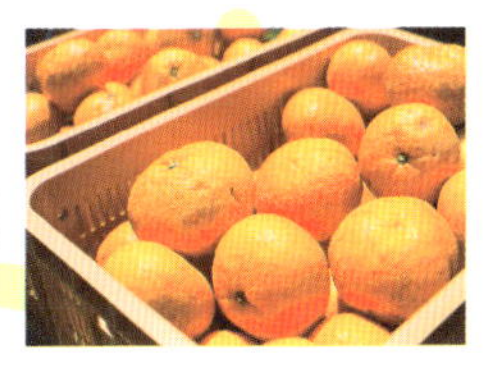

22:00

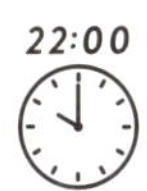

ストレッチポールで丸まった背中を伸ばす

ポールに背中を沿わせるようにして寝転び、床に手をつけてユラユラ。「背骨を整え、胸を開きます」。

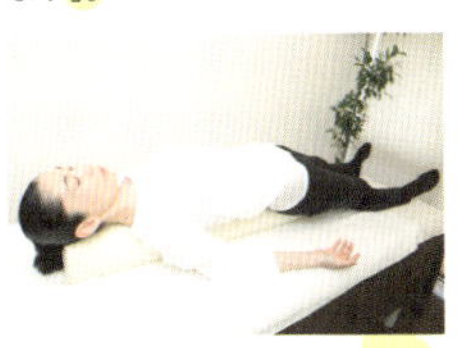

22:30

むくみを取るのにお灸は欠かせない！

下半身の血流を促し、足のむくみを取るツボ「三陰交」に、シールタイプのお灸を。「眉頭にあるツボは、目が疲れているときや眉間にシワが寄りがちなときに」。

くるぶしから指4本分上のところが「三陰交」のツボ

脚のむくみとりに最適！

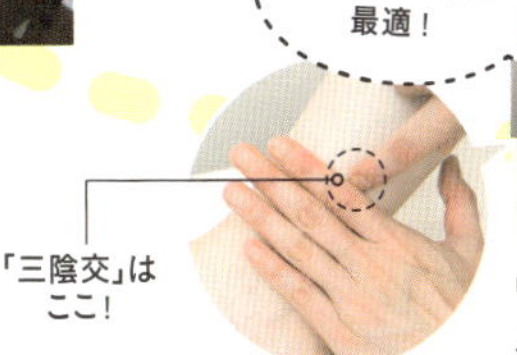

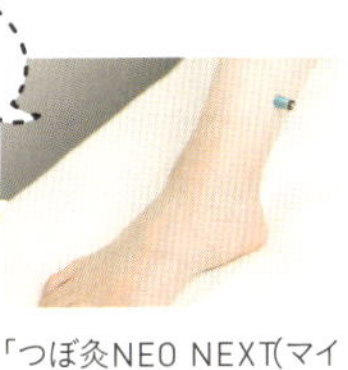

「つぼ灸NEO NEXT(マイルド)」(山正)を使用。

目の疲れを緩和！

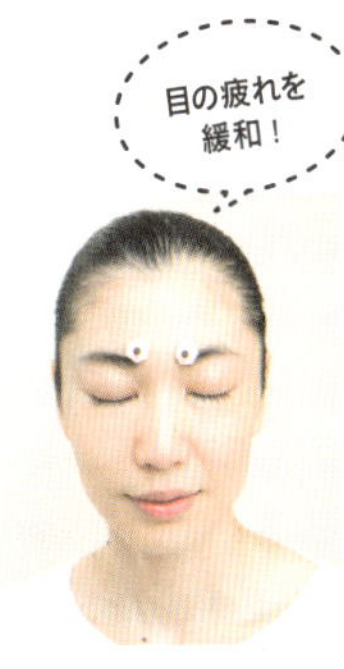

「長生灸(ソフト)」(山正)を使用。

習慣

1 頑張りすぎる人は少し「適当」になる。

真面目な人は、「こうすべき」「こうしなきゃ」と頑張りがち。でも「頑張りすぎだと、心身を壊す場合も。また、『こうすべき』を他人に強いるようになると厄介です。多様な価値観を認めて、いい意味で『適当』になりましょう」。

2 日帰りの旅にふらっと出る。

気になったところへ、思い立ったらぱっと行ってみる。「スマホなどで情報を見るのではなく、実際に体験することで五感が磨かれ、判断力も研ぎ澄まされます。車の運転は疲れるので、電車やバス、自転車がおすすめ」。

3 パソコンやスマホに振り回されない。

「スマホやパソコンに依存しすぎると、自分で考えなくなってしまいます」。週末は一切見ない、寝る2時間前にシャットアウトする、などのルールを決めよう。「特に子供には、使わせることが本当に必要か考えて」。

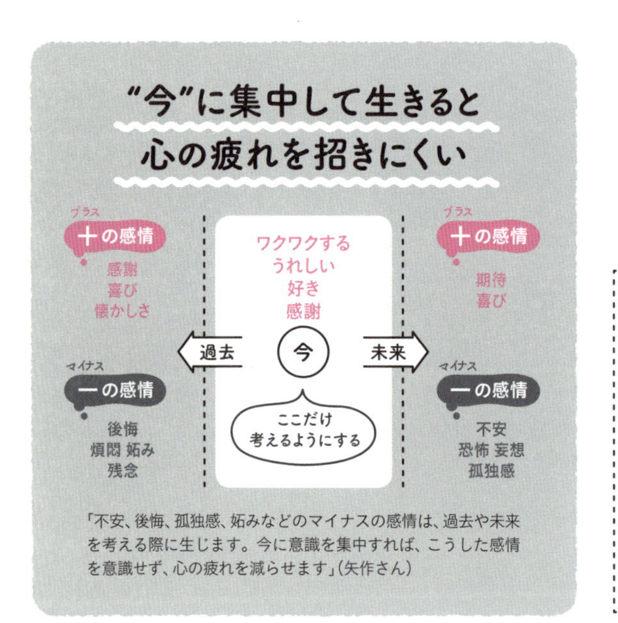

「不安、後悔、孤独感、妬みなどのマイナスの感情は、過去や未来を考える際に生じます。今に意識を集中すれば、こうした感情を意識せず、心の疲れを減らせます」（矢作さん）

この人に聞きました

東京大学名誉教授
矢作直樹さん

1956年、神奈川県生まれ。81年金沢大学医学部卒業。2001年、東京大学大学院医学系研究科救急医学分野教授および医学部附属病院救急部・集中治療部部長。東大病院の総合救急診療体制の確立に尽力する。著書は『自分を休ませる練習』（文響社）など。

心の疲れが取れる8つの

慌ただしい毎日。自分を抑えて、周りに気を配りながら過ごしていませんか？
「“今”に意識を向け、感謝やワクワクの気持ちを大切にすると、心が疲れません」（医師の矢作直樹さん）。

4 五感を磨き、体の声に耳を澄ませる。

「心身の不調に気づかず無理をしてしまう人が多いのは、顔色や表情など、体が発しているメッセージに気づかないから。鏡を見るときに、チェックしましょう。また、味覚や嗅覚などの五感を磨くと、不調に気づきやすくなります」

5 誰に対しても期待しない。求めない。

イライラやストレスの原因は、自分の考え方に根差すもの。「どんなに親しい人に対しても、期待しない。求めない。何かしてくれたときには感謝する。これで互いがラクになります」。

6 ぼーっとする時間をつくる。

何もせず、ぼーっとする。そのための時間をつくってみよう。「最初はいろいろと雑念が浮かぶかもしれませんが、そのままでいいのです。今、この瞬間に生きる自分に集中することで、心と体がリラックスします」。

7 好きなことを見つける。

好きなことを夢中でしている時間は、あっという間に過ぎるもの。「仕事の時間もそんなふうに過ごせると理想的です。今、この瞬間を生きている奇跡に感謝できれば、何事にも前向きに取り組めるようになりますよ」。

8 しんどい気遣いは今すぐやめる。

心配りができる人ほど、相手の心変わりや約束を守らないことに、振り回されて傷つく。「付き合うのがしんどい人には、近づきすぎず距離を保ち、ほどほどに話を聞く。人の気持ちや意見は変わるもの、と割り切るとラクですよ」。

イライラがす――っと軽くなる!

ネガティブ感情のリセット習慣

怒りっぽい自分が嫌、不安で心が押し潰されそう。そんな人は、
負の感情のコントロール法を身に付けて。怒りが湧きにくく、小さなことに幸せを感じられる
――そんなポジティブ体質を目指して、いざ挑戦!

負の感情はあって当然! コントロールに注力して

怒りや不安は感じて当然。無理に抑える必要はありません」と、日本アンガーマネジメント協会理事の戸田久実さん。「ただ、負の感情をコントロールできないとヒステリックな人と思われ、信頼を失うことも」。感情の整え方はぜひ身に付けたいたしなみだ。重要なのは、あらゆる感情を生んでいるのは他でもない自分だと知ること。「すると感情は自分で整理整頓すべきものと分かり、不機嫌を人のせいにしない、精神的に自立した大人になれます」。負の感情の整理法と、ネガティブ体質の改善法をダブルで実践し、いつもゴキゲンな私になろう!

感情の4マス整理

4ステップ

STEP 1 不安や怒りの中身を具体化する

STEP 2 1に関して、自分でコントロールできることか否かを仕分ける

STEP 3 さらに、自分にとって重要なことか否かを仕分ける

STEP 4 コントロール可能で重要度が高いものだけ、すぐできる行動をする

この人に聞きました

日本アンガーマネジメント協会理事
戸田久実さん

アンガーマネジメントやアサーティブコミュニケーションなどをテーマに、企業研修や講演を実施。これまでに指導した人数は20万人以上。著書に『働く女の品格』(毎日新聞出版)など。

湧き上がってくる負の感情は 4マス整理で対処

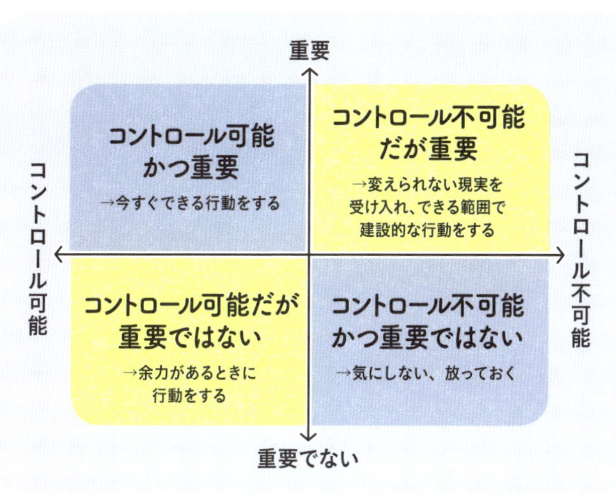

不安や怒りなど日々湧く負の感情は、4マスの表で整理しよう。鍵は「自力でコントロールできる・できない」と「重要か否か」を勘案すること。コントロール可能で重要性が高いものは、建設的な対処法を考えて、即実行。自分ではコントロールできず重要性が低いものは、「気にするだけ損」と割り切ろう。

例1 取引先がいつも締め切りを守らないのが、我慢ならない!!

STEP 1 A社の担当者B氏が何度言っても締め切りを守らない。上司に企画書を提出できず、私が叱られる不条理な状況。

STEP 2 他社の社員をコントロールはできないが、非常に困っている状況が理解されれば、A社が何か対策を講じてくれるかも。

STEP 3 A社とは長い付き合いだし、B氏も企画力は優れているので、良好な関係を継続していくことは非常に重要。

STEP 4 A社に改めて締め切りを守るよう伝え、それでも改善されない場合、遅れることを見越して締め切り日を早めに設定。

例2 遠くない将来、親の介護をしなくてはならないと思うと不安…

STEP 1 不安要素は、①親が要介護状態にならないか、②仕事と介護とを両立できるか、③介護費用を用意できるか、の3点。

STEP 2 将来親がかかる病気は現時点では分からないので、①はコントロール不可能。②と③は自分でコントロールが可能。

STEP 3 ②③共に、自分自身の将来の生活を支える働き方やお金に関することなので、重要度は非常に高いといえる。

STEP 4 ②は会社の介護休業制度などを確認、③は親が望む介護の形を聞き、親の貯金や行政の介護サービスなどを調べる。

さらに 強い感情にはこうして対処

引きずる怒り

視点を「過去の相手」から「未来の自分」に転換

引きずる怒りは、過去の相手に向いていた視点を、「輝く未来の自分」に転換して断ち切る。「原因がなんであれ、自分と未来のみを見つめ、変えようがない相手と過去は切り捨てて」。

深い悲しみ

無理に蓋をせず、涙を流すことは大事

「大事な人を亡くした」などの深い悲しみを、4マスで整理するのは無理。「悲しいときは無理をせず、泣くほうがいい。泣くと副交感神経が優位になり、心が落ち着きます」。

ネガティブ体質は

3つの感情ログで整理

日々湧き上がる怒りを記録し、観察すると、「自分は何に、なぜ怒るのか」の傾向をつかめる。怒りを客観視できるようになると、怒りの感情自体が湧きにくくなり、長く引きずることもなくなる。さらに幸せや成功体験を記録すると多幸感と自己肯定感がアップ。感情がネガティブからポジティブへ“体質改善”され、落ち込みにくくなる。

感情ログ その1

カチン、イライラ、モヤモヤの記録

アンガーログ

[ANGER LOG]

怒りを客観視でき、自分の傾向をつかめる

イライラや腹立たしさは、理由が不明確なままストレスとしてたまりがち。小さな“カチン”から噴火レベルの怒りまで、こまめに記録すると、つかみどころのない怒りの原因を客観視できるようになる。職場や家庭など、自分が怒りを感じやすい場所も特定できる。

アンガーログのやり方

いつ、どこで、どんな出来事があり、それに対してどう怒りを感じたのかを、日誌の要領でノートやスマホに記録する。怒りの強さも10段階で分かりやすく数値化しよう。なぜ怒りを感じたのかなどの分析は書かなくてOK。

日時	8月7日
場所	帰りの電車
出来事	帰りの電車で運良く座れたが、前に妊婦さんがいたので席を譲ろうと立ったら、横のおじさんが素知らぬふりで座ってしまった。
思ったこと	妊婦さんに譲った席を横取りするなんて最低! あなたに譲るために立ったんじゃないと言いたかった。ああいう人は、どうして自分のことしか考えられないんだろうと腹が立った。
怒りの強さ	6

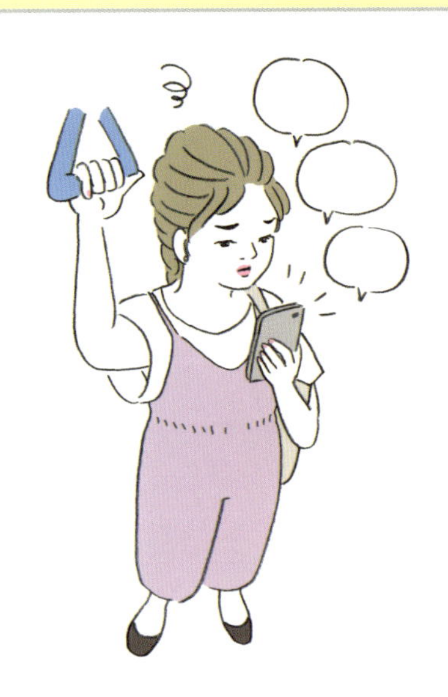

感情ログ その2

できたこと、
うまくいったことの記録

サクセスログ

[SUCCESS LOG]

自己肯定感が高まり、ネガティブ感情が減る

仕事やプライベートで「やった!」と感じた体験を書く。続けると「うまく対処できている」「周囲の役に立っている」と実感。「どうせ私なんて」とのネガティブ感情が薄れ、自己肯定感が高まる。

- いつもより10分早く目が覚めた
- 1駅分歩いた
- 会議でプレゼンの反応が良かった
- 朝書いたTO DOリストを全部こなせた
- クローゼットの整理整頓ができた

ハッピーログのやり方

成功体験というほど大きく構えず、ハードルをできるだけ低くして、日常のささやかな達成感を書き出していこう。

感情ログ その3

うれしい! 楽しい!
ほっ! の記録

ハッピーログ

[HAPPY LOG]

小さな幸せに目が行き、ストレスが減る

うれしい、楽しいなどのハッピーな感情を記録するログ。書き続けていくと、それまで見逃していた小さな幸せに気づけるようになり、考え方が徐々にポジティブに。ストレスの総量も減っていく。

- 髪の毛のカールがきれいに決まった
- 朝ドラのセリフが胸に刺さった
- 電車で席を譲ったらすごく喜ばれた
- 話題の札幌土産をもらった
- 帰り道でふと空を見たら月がきれいだった

ハッピーログのやり方

ごくささいなことでも構わない。ちょっとでも頬が緩んだり、心が弾んだりした瞬間に敏感になり書き留めていく。

ネガティブ体質 1カ月 リセットカレンダー

気の重くなりがちな週の始めと半ばにハッピーログで元気を出し、金曜夜にサクセスログで1週間の達成度合いを実感しよう。アンガーログは怒りを感じるたびに。その場で書けないときは、落ち着いてからでいい。

Mon	Tue	Wed	Thu	Fri	Sat	Sun
ハッピーログ		ハッピーログ		サクセスログ		

アンガーログ は怒りを感じたときに都度

仕事がつらいと感じたら…

「会社うつ」にならないためにできること

人間関係がつらい、仕事が多くて気が休まらない…。
うつうつとした気持ちのまま頑張って、心身を壊してしまったという声も。
会社が原因で起こる“うつ”に、どう対処したらいいかを産業医に聞きました。

この人に聞きました

同友会 産業医室勤務
大室正志さん

1978年生まれ。産業医科大学医学部医学科卒業。ジョンソン・エンド・ジョンソン統括産業医を経て現職。外資系企業や独立行政法人など約30社の産業医業務に従事。著書は『産業医が見る過労自殺企業の内側』（集英社新書）。

今の苦しみは不可欠か俯瞰(ふかん)して考える時間を持つ

日経WOMANの読者アンケートには、毎月、仕事のストレスが原因で体調や気分が優れないという声が多く寄せられている。

「仕事に起因する心身の不調の多くは〝新型うつ〟と呼ばれ、2010年頃から注目され始めました」と言うのは産業医の大室正志さん。「狭義の『うつ病』の基準を満たさなくても、なんらかのストレスが原因となった〝うつ状態〟で、適応障害と診断されることもあります。ただし、そのまま放置すれば、うつ病に進行するので、初期段階で改善する必要があるでしょう」。

「会社うつ」の要因は、「人間関係、仕事の量、仕事の質（適性）」と大室さんは断言。「逆にいえば、この3つをコントロールできれ

「会社うつ」とは…

こんな症状があったら要注意！

「会社うつ」とは会社や職場のストレスが原因で、さまざまな心身の不調が起きることをいう。抑うつ状態の症状が重く、長期間の場合は、医師によりうつ病と診断される。

体に出る症状

- 食欲がない
- 体がだるい
- 疲れやすい
- 頭痛
- 肩こり
- 胃の不快感
- 便秘や下痢など腸の不調
- 口が渇く
- 動悸
- めまい
- 眠れない

自分で感じる症状

- 気分が重い
- 悲しい
- 不安
- イライラする
- 集中できない
- 好きなことをする気力もない
- 細かいことが気になる
- いちいち自分を責めてしまう

「うつ状態」判断のQuestion

「私が産業医として、うつ状態の方を診断するときに、必ずしている質問です。休日が充実している方は、ストレス解消のアドバイスなどで、自力で回復することも可能。好きだったはずのことに興味がなくなっている場合などは、医師の継続的な観察が必要だと判断します」

Q 土日は何をして過ごしていますか？

以前に比べて活動的でなくなった
↓

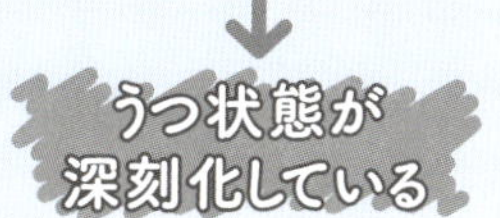

自分がしたいことをできている
↓
自力でストレス解消可能

ば、心身の健康はかなり保たれるともいえます」。そして、左ページの、3つの要素を書き出して検討する方法を紹介してくれた。

現代社会は、デジタル化により仕事のスピードも上がり、1人1人が抱える仕事量も飛躍的に増えている。一方で、トップ企業で正社員として働くことをよしとし、会社では上司に従うという、日本の伝統的な仕事観が変わるスピードは遅く、その狭間で心身を壊す人も増えている。電通の高橋まつりさんの過労自殺は記憶に新しい。

「自分にとって、どんな生き方が幸せなのか、未来像をいま一度考えてほしい。その上で、もし今、苦しんでいるなら、その会社や人間関係は、理想の未来に不可欠なものなのかと検討を。常に別の選択肢を模索し準備していくことも、仕事で心身を損なわない助けになります」

ストレスも
「好き！」もこの3つ

仕事の3要素を書き出して整理

1 下の表の「人間関係」「仕事の量」「仕事の質」それぞれの、「好きなところ」「ストレスなところ」を書き込む。いくつ書いてもOK。また、思い浮かばない場合、無理に埋めずに空欄にして構わない。

2 ガマンするのがつらい、ストレスなことに赤線を引く。

3 特に、今の仕事を続ける理由になる「好きなところ」に青線を引く。特にない場合は引かなくてもOK。

4 3 の好きなところがあれば、2 のストレスなことをガマンできるのか、優先順位を考える。好きなところがない場合、「給料がいい」など、左の表以外のプラス要素がないかを考えて、比べてみる。

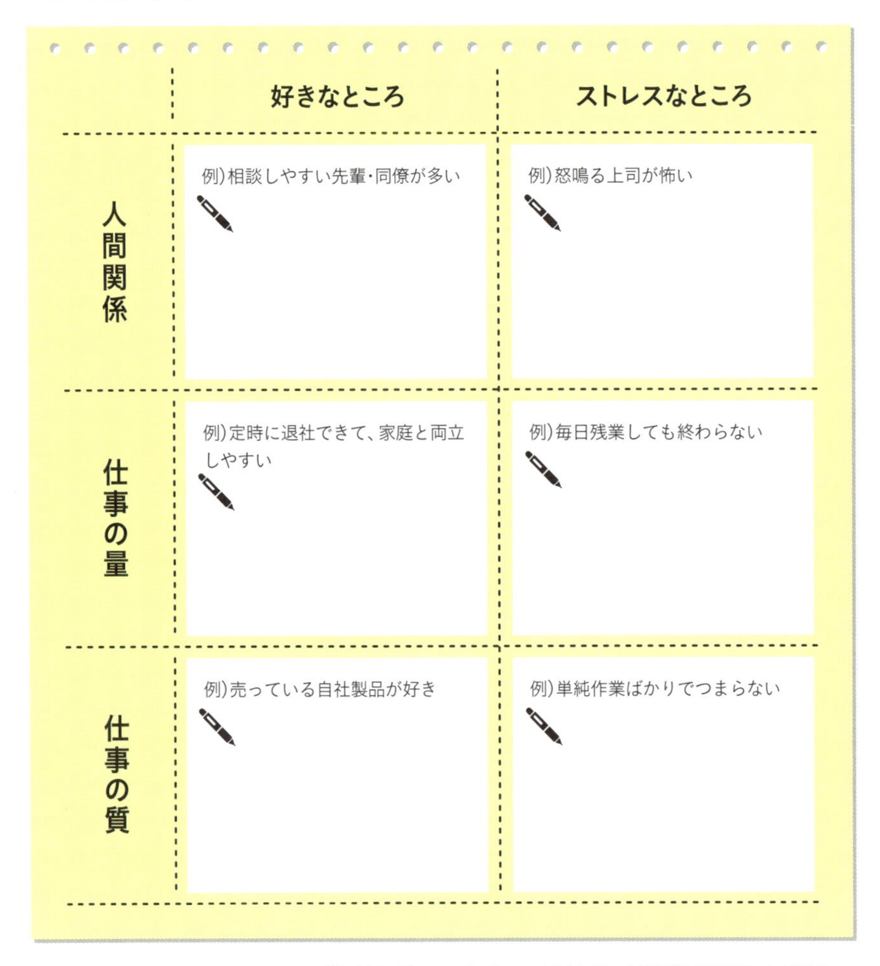

	好きなところ	ストレスなところ
人間関係	例)相談しやすい先輩・同僚が多い	例)怒鳴る上司が怖い
仕事の量	例)定時に退社できて、家庭と両立しやすい	例)毎日残業しても終わらない
仕事の質	例)売っている自社製品が好き	例)単純作業ばかりでつまらない

整理したらどうする？ >>> 「仕事量が多いのがストレスだけれど、人間関係が良好な点が好きだから、今の会社で働きたい」など、「好き」が「ストレス」を上回っているか検討を。

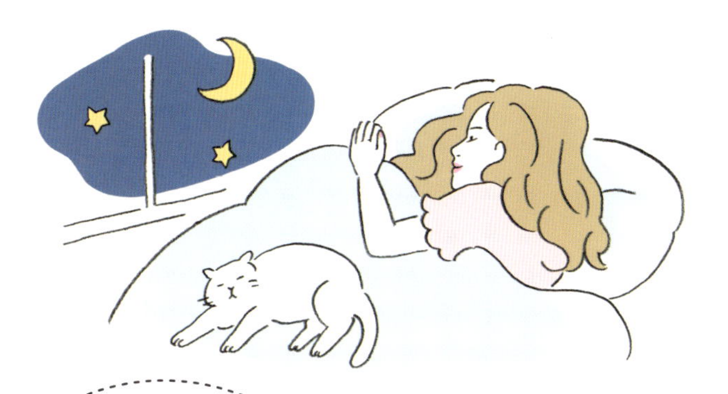

「会社うつ」にならないためにできること

睡眠時間は1日最低6時間を確保

睡眠不足は抑うつ状態を引き起こす。忙しい人ほど、1日6時間の睡眠を確保。「疲れているのに眠れない場合は受診を」。

常に転職できる可能性を持つ

「実際に転職しなくても、選択肢があるだけでストレスは減少」。転職サイトで自分の価値を常に把握するのもオススメ。

しっかりと貯蓄する

退職をしても生活できる貯蓄があると、「辞める」決断をしやすい。「お金があることは、精神的余裕にも影響します」。

身近な人がうつかも…

「○○に相談した？」と聞いてみる

「『この人の話なら聞く』という相性は、誰にでもあります。アドバイスを聞いてもらえない場合は、別の人への相談を促すといいですよ」

みんなも経験しています!

職場のストレス＆私が“うつ”になったとき

今、会社のストレスで悩んでいる人、過去にうつ状態となり克服した人の声を紹介します。

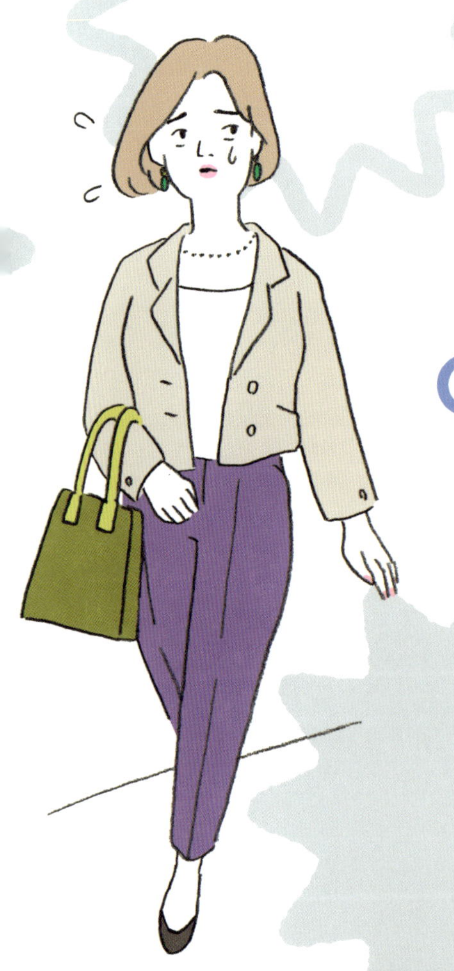

Q ストレスが原因で、休職や退職をした経験はありますか？

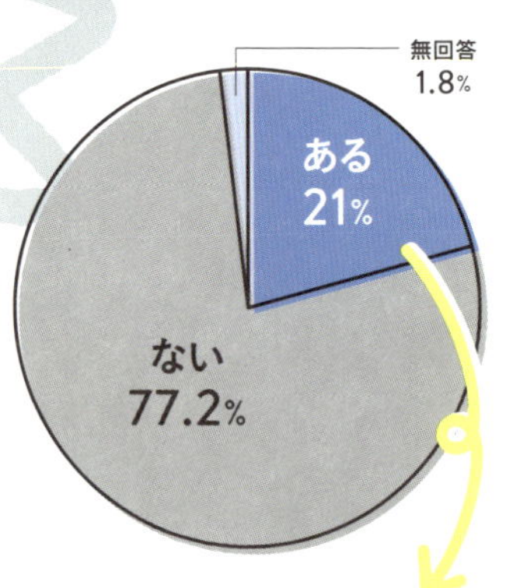

Q 会社に行くのがつらくなったとき、どのように行動しましたか？

（複数回答）

順位	行動	割合
1位	心療内科などを受診した	47.7%
2位	転職活動した	38.6%
3位	家族に相談した	28.4%
4位	社内の信頼できる人に相談した	27.3%
5位	社外の知人に相談した	26.1%

「うつ状態は、最初は自覚症状が少なく、8〜9割が体調不良から始まります。女性は月経があり常に体を意識している分、気づくのが早く、病院の受診に対する抵抗も低い。男性は重症化しやすい傾向です」（大室さん→p.20）

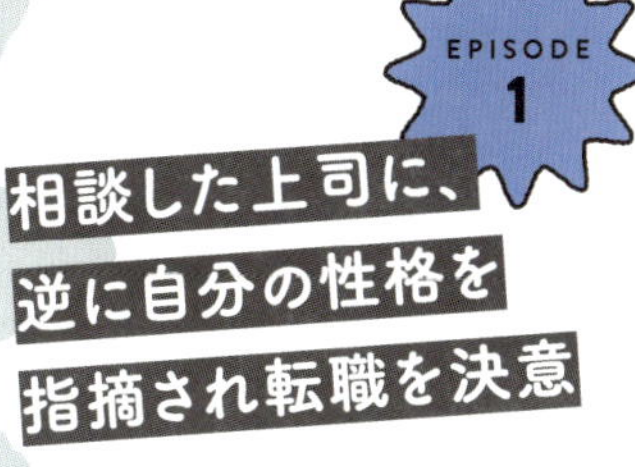

相談した上司に、逆に自分の性格を指摘され転職を決意

先輩からパワハラを受け、信頼していた上司に相談しましたが、「君がグチっぽい性格だから」とはぐらかされ…。その頃に参加した勉強会で自分を見つめ直し、転職を決意しました。以来、いろいろな学びの場に参加し、1つの考え方に固執しないようにしています。(27歳・広告・営業)

EPISODE 2

自分が足を引っ張っている…後ろめたさから長時間残業に

作業が遅れがちで、上司から怒鳴られる日々。迷惑をかけている後ろめたさで、毎日残業し、ランチ休憩も取らずに働きましたが、徐々に仕事をしているだけで涙が出るように…。友人に相談すると、「うちで募集があるから受けてみたら?」とアドバイスされ転職。以前より良好な職場環境で、収入もアップしました。(34歳・流通・SE)

EPISODE 3

知人に涙を見られないように2駅歩いて電車に乗る日々

人間関係や仕事量などが原因で、会社を出ると涙が止まらなくなるように。帰りはいつも、知人に見られないように、人が少ない道を選び、2駅分を号泣しながら歩いてから、電車に乗っていました。最後は、退職する理由をリスト化し、辞表と一緒に社長に提出しました。(47歳・出版・編集)

両親の前で泣き崩れ限界を実感。留学を経て天職に!

毎日ノルマを達成できたかが回覧板で回される営業部で、会社に行こうとすると足が痛み、歩けなくなる症状が出ました。それでも頑張ってはいましたが、実家の両親の前で泣き崩れたとき、限界を実感。退職後、海外留学を経て、今は大好きな英語を使った仕事をしています。結果的に転機になりました。(38歳・通信・ユーザーサポート)

酔った同僚男性6人に押さえつけられ、対人恐怖症に…

8年前、酔った男性社員から呼び出され、6人に腕をつかまれ絡まれました。その日から、声が出なくなり、笑うこともできず、1年間心療内科に通院しました。今は「お客様のため」と割り切って仕事を続けていますが、会社は信用していません。社外の友人との時間を大切にし、リフレッシュしています。(52歳・卸売・営業)

アンケートは2018年12月、日経WOMAN公式サイトで実施。417人が回答(平均年齢40歳)。

自分をいたわって最高の眠りに誘う

おやすみヨガ

疲れているときは自分をいたわることが大切。おやすみヨガ（＝リストラティブヨガ）は簡単でラクなポーズをするだけで、心身ともにリラックスして深い眠りへと導いてくれます。自宅のクッションやタオルを使って、今日から早速始めてみましょう。

ぐっすりポーズ　その1

足がむくんでとにかく疲れているときに…

イチオシはこれ

ヴィパリタカラニのポーズ

[VIPARITA KARANI]

POINT
ひざを軽く曲げてラクな高さで。足のむくみが取れる
POINT
目にタオルを乗せれば周囲を遮断し、さらにリラックス
このまま
10~20分
あずき

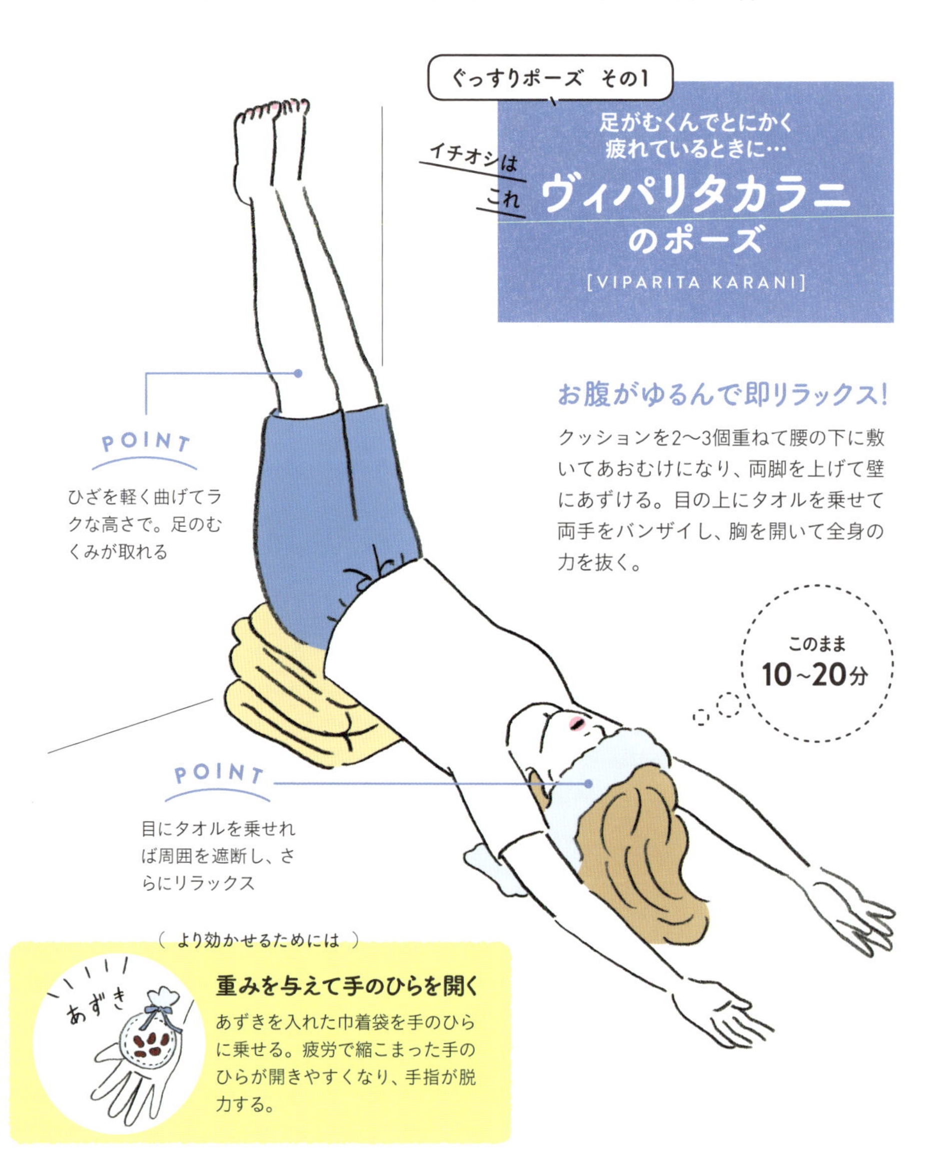

お腹がゆるんで即リラックス!

クッションを2〜3個重ねて腰の下に敷いてあおむけになり、両脚を上げて壁にあずける。目の上にタオルを乗せて両手をバンザイし、胸を開いて全身の力を抜く。

（ より効かせるためには ）

重みを与えて手のひらを開く

あずきを入れた巾着袋を手のひらに乗せる。疲労で縮こまった手のひらが開きやすくなり、手指が脱力する。

ヨガで心身をほぐして心地よい眠りにつこう

なかなか寝つけない」「眠りが浅い」――。そんな人は心身ともに疲労がたまっている可能性も。そこでおすすめなのが「リストラティブヨガ」。簡単なポーズで脱力し、ストレスや緊張による体の力みを取る効果が期待できる。「このヨガは、誰でもできるポーズを5~20分間キープするだけ。リーマン・ショック後、心身が傷ついた米国の金融関係者たちも、このヨガで癒やされたそうです」と、リストラティブヨガの普及に努める岡部朋子さんは話す。

ポイントはクッションなどに身を委ね、ラクな姿勢で脱力すること。そして、息を少し長めに吐く。下で紹介するポーズを寝る前に取れば、心身の緊張がほぐれ、呼吸も深まる。心地よく眠りに入れるだろう。

この人に聞きました

日本ヨガメディカル協会
代表理事
岡部朋子さん

慶応義塾大学卒業後、総合商社に勤務。米国税理士として働き、起業などを経てヨガを始め、リストラティブヨガ認定上級指導者に。主に高齢者や身体障がい者などに向けた「補完代替医療」として、安全で分かりやすいヨガの普及に力を注ぐ。
http://yoga-medical.org/

ぐっすりポーズ　その2

前向きな気持ちに
なりたいときに…

魚のポーズ
[FISH POSE]

胸を開いて呼吸を深める

胸の下とひざの下に丸めたバスタオルを入れて、あおむけに寝る。両手をバンザイして胸を開き、お腹を気持ちよく伸ばせば、呼吸が深くなる。このまま寝てもOK。

このまま
10~20分

POINT

タオルを入れれば脱力しやすく、ひざの負担も軽減

ぐっすりポーズ　その3

不安や緊張が続いて
とにかくリラックスしたいときに…

子供のポーズ

[CHILD POSE]

背中をゆるめて
自分をほっとさせる

クッションをお尻の下に置き、床に正座する。重ねたクッションに上体を委ねて、肩や背中に力が入らないように脱力。背中がゆるみ、リラックスする。

このまま
10～20分

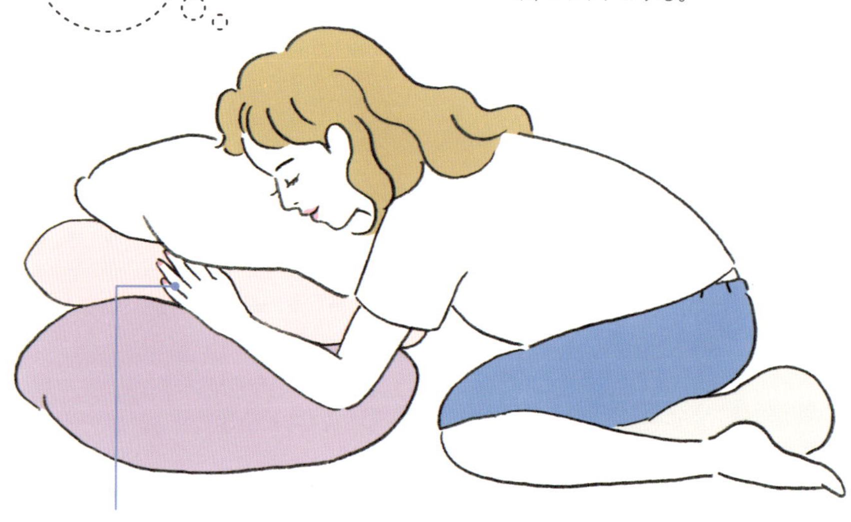

POINT

クッションの間に手を入れると、安心感を得られる

（ より効かせるためには ）

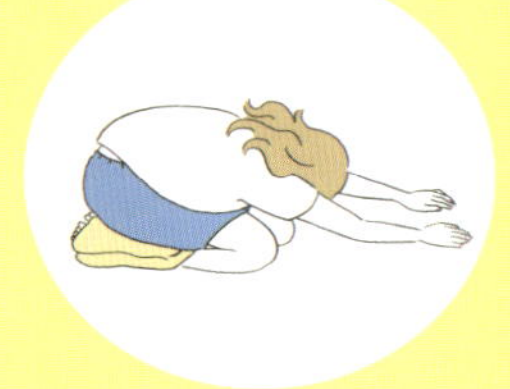

上半身を前に倒し
肩や腰を伸ばす

畳んだバスタオルをひざの裏に挟んで正座し、ゆっくり息を吐きながら上半身を前に倒す。肩や腰をゆっくり伸ばす。

ぐっすりポーズ　その4

夏バテのときや胃腸が
弱ったときに…

サイドライング
のポーズ

［SYDE LYING］

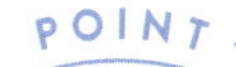

ムリに腰をひねりすぎないように、気持ちいい姿勢で

このまま
5分
反対側も
同様に

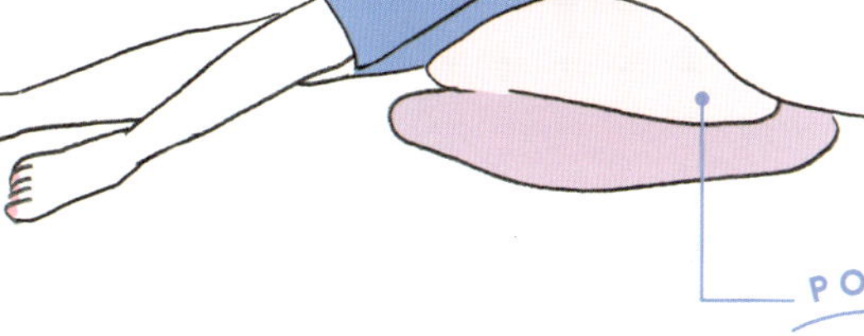

POINT

心地いいと思う高さにクッションの数を調整する

体をねじって
内臓の動きを良くする

重ねたクッションを腰の下に敷いてあおむけになり、両手はバンザイする。右ひざを曲げて右脚を左脚にかぶせ、腰から下をひねる。左手で右手首をつかむ。

しない で心がラクになる

「○○をやめてスッキリ!」50連発

日経WOMANの読者アンケートから、働く女性たちが「やめたこと」を集めました。
みんなのNOT TO DOを参考に、あなたも不要な頑張りはどんどん手放し、
理想の自分に近づくための行動に移って。

仕事でやめたこと

01 分からないもの同士でああだこうだとだらだら議論すること。専門家にすぐ聞く。(49歳・建設・一般事務)

02 満員電車での通勤をやめ、歩くことにした。不快感が消え、歩きながら考える時間もできた。(54歳・ベンチャーキャピタル・経理)

03 休み時間中にスマホやパソコンを見るのをやめて、15分間寝ることにした。短時間でも頭がすっきりするし、ドライアイの症状が少しマシになった。(35歳・機械メーカー・営業)

04 定例ミーティングをなくして、普段から情報共有を活発化させ、逐一確認し合うスタイルに変更。(34歳・医薬品メーカー・専門職)

05 休憩時間に給湯室に行くこと。同僚と愚痴を言い合うムダな時間がなくなった。(26歳・電気機器メーカー・一般事務)

06 仕事の指示待ちをやめた。先回りして仕事を見つけ、こなすようにしたところ、自分の裁量で仕事がスムーズに進むように。(35歳・医療・医師)

07 書類をきっちり作成すること。内容が分かればいいので、7割方の力で作成するようになった。(38歳・教育・一般事務)

08 残業しても、効率が落ち、疲れが残るだけなので必ず定時で帰る。仕事がつらくても切り替えができるようになった。(37歳・商社・一般事務)

09 資料をため込むことをやめた。探す時間がかかるので、メモに変えた。(37歳・教育・教師)

10 休日中のメールの返信。平日と休日のメリハリがなくなり、週明けから早くもやる気のない状態になっていた。やめてからは、フレッシュな気持ちで1週間が始められるように。(27歳・シンクタンク・コンサルタント)

11 紙ベースでの資料配布をやめ、必要な人は自分でコピーしてもらうようにした。(33歳・建設・開発)

12 ファクスや手紙でのやり取り。電子メール以外は受けつけない旨をアナウンスしたことで、紙での伝達が減って情報管理が円滑に。机の周りもスッキリ。(56歳・医療・研究職)

13 社内メールで、「了解」などと伝えるためだけの返信をやめた。(47歳・運送・総務)

家事でやめたこと

14 週末におかずを3品作り置きして平日のお弁当にしていたが、具だくさんの汁ものを大量に作ってお弁当にするようになり、週末に余裕ができた。(40歳・不動産・技術専門職)

15 「何曜日はこの家事」と決めていたが、気が付いたときに空き時間でささっとするようになった。
（34歳・教育・研究職）

16 台拭きと雑巾をやめ、使い捨てのものに。麦茶を作るのをやめ、飲み物はお水に。（46歳・金融・企画）

17 平日の夕飯作りをやめてコンビニ弁当にしたら、翌朝の準備が夜のうちにできるようになった。摂取カロリーには注意して選ぶ。（39歳・教育・教師）

18 洗濯物を畳むのをやめ、ハンガーでの収納に変えた。時短になる上、「畳まなきゃ」という嫌な気分からも解放された。（38歳・医療・管理栄養士）

19 ひとり暮らしをやめ、母親と一緒に住むようになってから、一切家事はしない。毎日、「仕事、寝る、食べる」だけしかしないため、仕事に集中できる。（49歳・クレジットカード・電話オペレーター）

20 「ゆる断食」を週2励行。その分、炊事の時間が減った。（55歳・証券・営業）

21 「少々のゴチャゴチャは見過ごそう」と決め、整理整頓をやめたら精神的にも時間的にもラクになった。
（40歳・小売・販売）

22 ハンカチのアイロンがけをやめて、畳んだ状態で干すようにした。
（39歳・IT・SE）

23 ルンバを購入して、掃除機をかけるのをやめた。（30歳・公務・営業事務）

24 家で洗濯するのをやめ、まとめてコインランドリーで一気に洗って乾燥させる。一度試したら、洗濯機を1日に3回も回して休日をつぶしていたのがアホらしくなった。（48歳・出版・ライター）

25 弁当作りをやめた。弁当を持参することで節約できるお金と、弁当作りの手間を天秤にかけると、外食したほうが時間が節約できてよかった。
（28歳・IT・営業）

26 「子供に毎日手料理を作ってあげるべき」という考えをすっぱりやめた。スーパーの総菜や生協の簡単調理品をフル活用し、自分が作りたいという気持ちを最優先するようになった。
（42歳・商社・貿易事務）

27 「ティッシュがないね」「コーヒー飲みたいね」などの夫の報告をスルーするようにした。結果、依頼したいときは「××してほしいけど、時間大丈夫？」と聞いてくるようになった。おかげで夫に対してのイライラが減った。
（32歳・保険・一般事務）

28 家事代行を頼むようにして、家事をする時間を徹底的に減らした。子供と過ごす時間や自分の自由時間が増えた。
（40歳・市場調査・調査）

29 子供の宿題や時間割の確認。忘れたら本人が悪いと思えるようになった。
（45歳・不動産・一般事務）

美容・おしゃれで やめたこと

30 髪を巻くのをやめたら髪が健康に、エクステをやめたら自まつげが健康になった。（43歳・旅行・営業）

31 化粧がうまくないと職場で突っ込まれるのが面倒になり、化粧自体をやめた。すっぴんでも、特に誰も気にしないので、やめてよかった。
（40歳・広告・一般事務）

32 デパコス巡り。クリスマスコフレや限定品など、使い切れない化粧品にかける時間とお金が減った。
（41歳・法律・人事）

33 肩の下まであった髪を伸ばすのをやめた。ショートカットにしたら、ドライヤーで乾かすのに20分もかかっていた時間が大幅に短縮でき、睡眠時間が増えた。
（44歳・不動産・経理）

34 洋服を買うときに、**あちこち歩き回って一番安いものを探すのをやめた**。良いものに出合ったらある程度高くても買うように。買い物疲れがなくなった。(34歳・医薬品メーカー・MR)

35 **大きなバッグを持ち歩くのをやめた**ら、肩こりや疲れが軽減した。たくさん持ち歩かなくてもどうにかなる。(34歳・スポーツ・総務)

36 自分が思っているほど、周囲は自分の服を見ていないことに気が付いてから、**新しい服を買わずに、手持ちで着回すように**。くだらないこだわりでお金を使いすぎていた。(34歳・法律・経理)

37 **化粧はやめて可能な限りアートメイクに頼り**、すっぴんで過ごすようになったら、肌がきれいになった。(36歳・アパレル・財務)

38 アイライナーやめたら、**パンダ目リスクもなくなった**。(35歳・化学メーカー・人事)

39 2週間～1カ月ペースで通っていたネイルをやめた。**お金がかかる割に男性はあまり見ていない**から。(26歳・福祉・一般事務)

40 骨格診断やカラー診断をしたので、バーゲンをのぞきに行ったり、**"冒険"と称した似合わないアイテムを買ったりすること**が減った。(39歳・電気機器メーカー・営業事務)

41 **自宅でする白髪染め**。毎月美容院へ行き、プロに任せることにした。うまく染まらないストレスがなくなった。(45歳・サービス・一般事務)

42 **シャンプーで洗う回数を減らした**ら、美容院で髪の状態が良好だと褒められた。(55歳・団体・一般事務)

趣味・娯楽で やめたこと

43 通勤電車内で気分転換にしていた**無料スマホゲームをやめた**。その時間をスケジュール管理に回した。(61歳・行政・コンサルタント)

44 ホットヨガをやめた。スタジオが**ぎゅうぎゅうで、のびのびとポーズが取れないことがストレスだった**ので、そのイライラから解放された。(34歳・医薬品メーカー・専門職)

45 お酒とコーヒーをやめ、飲み会やカフェに行かなくなったので、出費が減った。**酒飲み仲間やムダな女子会の縁が切れてスッキリ**した。(38歳・旅行・サービス)

46 休日になんとなくつけていたテレビをやめ、散歩をするように。**テレビのお供だったおやつも食べなくなった**ので、体重コントロールがしやすい。(37歳・医療・医師)

47 ジム通い。**会員費の分は通わなきゃという、ムダなノルマ**から解放された。(41歳・商社・秘書)

48 宝塚歌劇鑑賞で、**自分が応援したい人の作品以外は、見るのを控えた**。無理をしても財力や体力が持たないし、感動も薄れる。他の楽しみにも目が向くようになった。(42歳・教育・教師)

49 **刺繍をやめた**。目が疲れて、肩もこるから。(47歳・人材派遣・一般事務)

50 **相談系の掲示板を定期的に見ること**。役立つことも多い一方、実名でないので激しい意見も飛び交い、自分にいい影響を与えないことに気づいた。(46歳・教育・研究職)

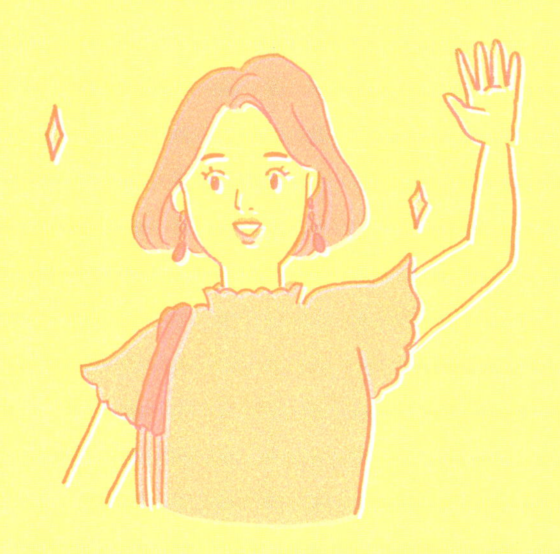

PART 2

仕事もプライベートもラクになる

人間関係のルール

私生活や仕事をうまく回すためには、周囲との良好な人間関係が不可欠。でも、分かっていてもいろいろと悩みがちです。スマートな人付き合いができている人たちは、いったい何をしているの？　どう心がけているの？　その秘訣を聞きました！

多い女子のルール

人間関係の悩みが軽くなる!

人付き合いでストレスを抱えている人も多いはず。
味方が多い働き女子のコミュニケーション術。
言う。そんな人付き合いのルールを紹介します!

Q 「友達になりたい」「ステキだな」と思う女性の特徴は?（複数回答）

順位	特徴	割合
1位	いつも笑顔	52.7%
2位	礼儀をわきまえている	50.3%
3位	さりげない気遣いが上手	49.7%
4位	媚びない	37.2%
5位	人の悪口を言わない	37.0%

会社の先輩は、とにかく空気が読める。疲れている人を気遣ったり、笑わせたりと、とてもステキな人です。
（35歳・メーカー・開発）

職場の同僚は、ちょっとしたお土産をあげただけでも、「うれしい」とか「おいしかった」などと言ってくれます。
（32歳・医療・事務）

いつ会っても楽しそうで生き生きしている友達がいます。いいオーラに影響を受けるからか、彼女といるときの自分も好き。私もそうありたいと思う。
（37歳・医療・管理栄養士）

Q 「苦手だ」と思う相手の特徴は?（複数回答）

順位	特徴	割合
1位	誰かの悪口や文句、愚痴ばかり言う	50.8%
2位	上から目線で話す	41.8%
3位	イライラしていることが多い	37.5%
4位	相手の価値観を否定する	35.9%
4位	気分にムラがある	35.9%

ニコニコ近づいてきて、人に気持ち良く話させておきながら、一言一言に対して揚げ足を取ってくる。引っかけ問題に引っかかっている感じで恐ろしい。
（34歳・メーカー・営業）

朝からムッとして何も話さない同僚。「私が何かしたのかな?」など、要らぬ心配をしてしまう。
（53歳・通信・事務）

相手に聞いてほしいことがあり、その話題を振っているのに、相手は自分の話しかせず、質問もしてくれない。空気が読めない人に対して、イラッとします。
（33歳・小売・販売）

アンケートは2018年5月、日経WOMAN公式サイトで実施。376人が回答（平均年齢39.6歳）。

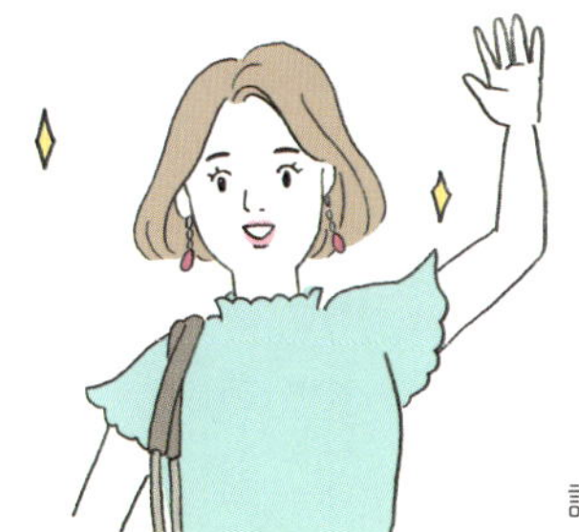

なぜか味方が 人付き合い

人の悩みの9割は人間関係といわれるほど、
そこで参考にしたいのが、誰からも好かれ、
誰とも戦わず、媚びず、言うべきことははっきり

なぜか味方が多い女子ってこんな人！

誰と接するときも裏表がない

誰に対しても平等に接する、人の悪口を言わない、礼儀をわきまえている人は、周囲からの信頼が厚く、誰からも好かれる。逆に、目上の人に媚びたり、気分にムラがあったりすると信頼を失う。

上司・同僚・部下とのコミュニケーションが密

人間関係のいざこざは、コミュニケーション不足によるものも多い。一緒に仕事をする上司・同僚・部下（後輩）と、日ごろからコミュニケーションをしっかり取れる人ほど、味方も多い傾向が。

攻撃されても戦わない

嫌みを言われたり、批判されたりして「カチン」とくることもあるが、相手の攻撃をうまくかわせるようになると、人付き合いはグンとラクになる。どんなときも戦わない「大人の対応」を身に付けたい。

言いたいことを、しっかり伝えられる

相手を尊重しつつ、自分の意見を率直に伝えられると、人間関係のストレスが減り、仕事もスムーズに進むように。おすすめは、アサーティブコミュニケーション。フレーズ集でテクニックを学んで。

女子同士の人間関係がドロドロしていない

嫉妬や足の引っ張り合いなど、女子同士の面倒な人間関係に巻き込まれがちな人は、自分の「女子度」が高い可能性も。タイプ別に女子の特徴や深層心理を理解すると、ムダにイライラすることが激減!

支えたい！　ついていきたい！　仕事しやすい！

社内イチ愛される人がやっていること15

社内で味方が多い人気者には、その理由がちゃんとありました。彼女たちの
社内での振る舞い方、人付き合いのルールとは？　上司や部下の証言をベースに紹介します。

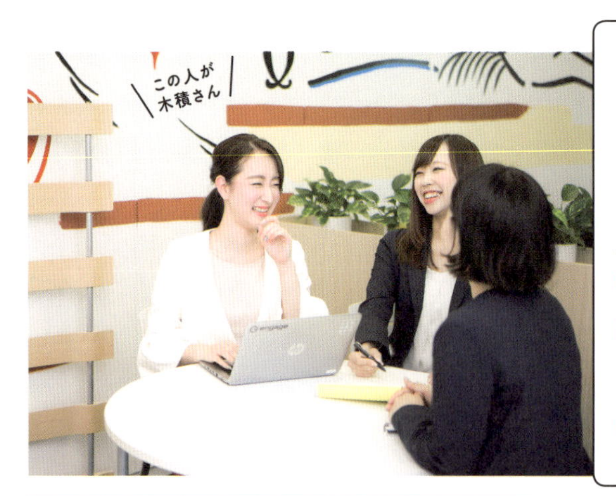

CASE
01

エン・ジャパン
中途求人メディア事業部
第一営業部 リーダー
木積利奈（こづみ）さん（25歳）

【仕事内容】
求人サイト「エン転職」の法人営業
【社内での立ち位置】
年上男性2人を部下に持つ営業チームのリーダー。直属の上司は複数の営業チームを束ねるマネジャー
【性格】
笑顔と礼儀を欠かない"人たらし"

「感謝」も「褒め」も「苦言」も決して媚びず、裏表がないから信用される

＼私たちが証言します！／

上司代表　シニアマネージャー
中井圭介さん（37歳）

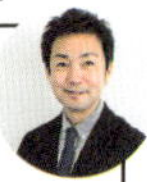

2年前に直属の上司となり、1年置いて、彼女の異動先へ追いかけるような形で再び上司に。組織が円滑に動くよう人と人とをつないでくれる彼女には、本当に感謝しています。

部下代表
畠山竜介さん（27歳）

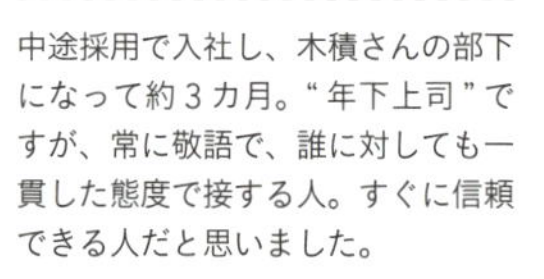

中途採用で入社し、木積さんの部下になって約3カ月。"年下上司"ですが、常に敬語で、誰に対しても一貫した態度で接する人。すぐに信頼できる人だと思いました。

01 すべてカレンダーに登録済み！ チーム全員の誕生日を把握

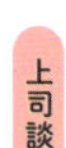

上司談　「『一言お祝いをお願いします』と、部下たちの誕生日を当日の朝に教えてくれます。私と部下、両方を喜ばせてくれる気遣いが◎」

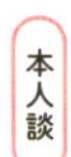

本人談　「データベース化されたプロフィールを確認し、チーム全員の誕生日はスケジューラーに入力済み。プレゼントを用意することも」

02 上司・部下に関係なく
年上には基本、敬語で話す

部下談 「そんなにかしこまった感じではありませんが、私が年上だからでしょう、敬語で話してくれます。礼儀正しく、気持ちのいい人です」

本人談 「礼儀を重んじるのは相手への敬意であると同時に、私という人間を信用してもらい、言動に説得力を増すためでもあります」

03 見ている人は見ている
人の嫌がることにも率先して手を挙げる

上司談 「飲み会の幹事なども進んで引き受けてくれます。忙しい彼女が手を挙げることで『私も』『次は私が』と、皆が互いを思いやれるように」

04 後味スッキリ！
苦言はストレートにフォローは丁寧に

部下談 「注意はストレートですが、『腑(ふ)に落ちていないところはどこですか？』など、丁寧なフォローのおかげで腹に落ちやすいです」

本人談 「部下に限らず上司にも、言いたいことははっきり言いますが、相手の反応を見ながらフォローを工夫します」

『できる大人のモノの言い方大全』（話題の達人倶楽部編／青春出版社）は言葉遣いの手本に。

05 言われてうれしくないわけがない
長所は直接、伝える

部下談 「木積さんは人の長所を探す天才。素直に伝えてくれるので、最初はとても照れましたが、褒められるとうれしいし、やる気も出ます」

06 人間関係は積み上げ式
築いた関係性を断ち切らない

上司談 「彼女が異動し拠点が変わっても、折に触れてメールをくれました。単純にうれしかったし、つながりを大切にする姿勢は見習いたい」

本人談 「人との縁は宝。せっかくの出会い、築き上げた人間関係を、働く場所が変わったくらいで途切れさせてしまうのはもったいないので」

07 だから、信頼できる！
人によって態度を変えない

部下談 「相手やTPOなどによって、態度や言動がブレないんです。一貫して平等。信頼の置ける人だなと思えました」

本人談 「普段は礼儀正しいのに、店員に横柄な人がたまにいます。私はどんな場面でも、どんな立場の人に対しても同じように接したいなと」

08 自分さえよければ…じゃない
人と人とのパイプ役になる

上司談 「私が彼女の部署の担当に着任する前に、私の人となりを皆にプレゼンしてくれたようで、部下との距離を早く縮められました」

先日はありがとうございました！あんまり無理せず、コヅミで良ければお話ききます！今日もがんばりましょ！
コヅミ
元気、だして！
マド

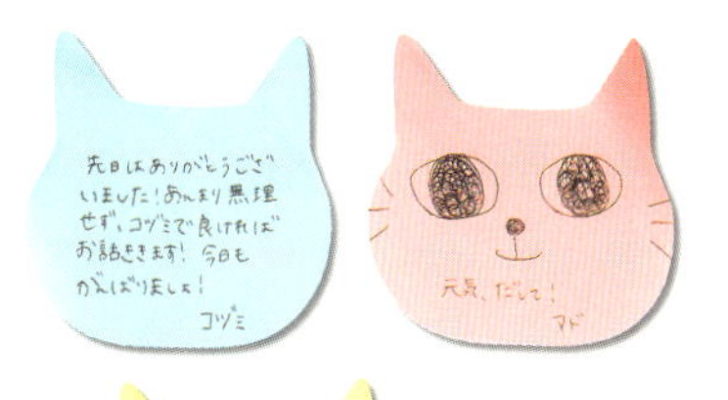

上司・同僚・部下問わず、疲れている人、落ち込んでいる人には、メモとお菓子でねぎらう。

仕事に対して誠実で頑張り屋。困っていたら助けたくなる新米リーダー

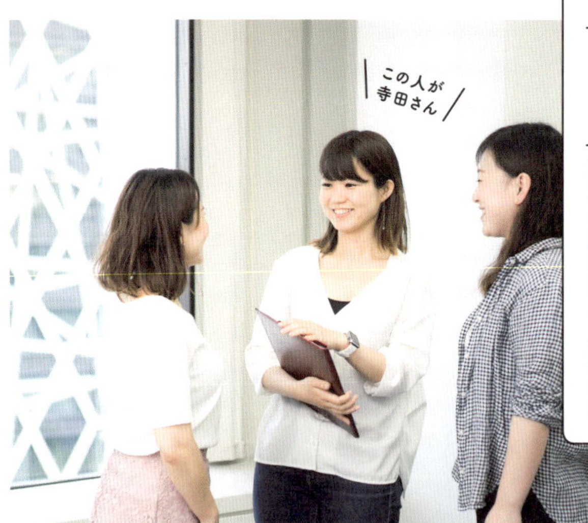

CASE 02

グッピーズ
ヘルスケアチーム リーダー
寺田沙也香さん（28歳）

【仕事内容】
自社で開発したヘルスケアアプリの法人営業

【社内での立ち位置】
男性3人＋女性5人＝計8人の部下を抱える、ヘルスケアチームのリーダー。部下のうち5人が年上。上司は社長のみ

【性格】
大阪出身でノリがよく、明るい。オープンマインドで嘘がない

＼私たちが証言します！／

先輩代表
佐藤愛沙さん（33歳）

寺田さんは年下の上司。役職に関係なく年上には敬語で「教えてください」という姿勢を崩しません。それにいつも一生懸命。つい助けてあげたくなってしまう、かわいい人。

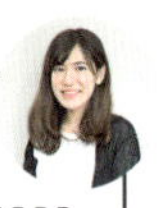

部下代表
和田五月さん（29歳）

3年前から一緒に働く、同い年の頼れる上司。矢面に立って最後まで責任を取る姿勢はまさに理想の上司です。壁を作らないので話しかけやすく、相談しやすいのも助かります。

09 つい助けてあげたくなっちゃう「教えてください」という基本姿勢

先輩談 「『気になることがあったらどんどん言ってください』『これからもたくさん教えてください』と寺田さん。助けてあげたくもなります」

本人談 「部下であっても年上の方には敬語で話します。当たり前のことかもしれませんが、当たり前のことこそ、丁寧に守りたいからです」

10 素直に聞ける話術
苦言はフォロー＆感謝とセットで

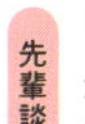

「『私の認識不足ですみません』などフォローから入り『いつもありがとうございます』と感謝で終わる苦言。仕事で応えなきゃと思える」

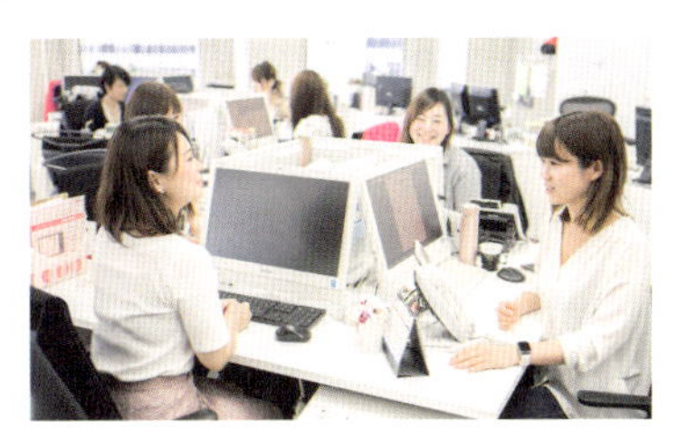

社内のデスクは4人が向き合うように配置されている。「仕事をしながら部下の表情が見えて助かります」（寺田さん）。

11 あれ？ 困ってる？
表情で察してこまめに声掛け

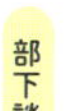

「『困ってない？』と寺田さんが声を掛けてくれるときは、『なぜ分かるんだろう？』と毎回ビンゴ。時間をつくって相談に乗ってくれます」

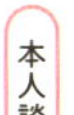

「先輩にしてもらってありがたかったのが『困ってない？』の声掛け。表情を見て困っている、元気がないときはすぐ話しかけます」

12 ○○さんが好きそう！ 喜びそう！
「好み」を覚えて差し入れる

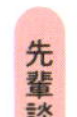

「人の趣味や好きな食べ物の記憶力がすごい！　出張先やプライベートでも、私たちが喜びそうなものを見つけて買ってきてくれます」

13 だから、話したくなる
大きなリアクション

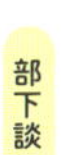

「寺田さんは大阪出身だからか、とにかくリアクションが大きい。"聞いてくれている感"がうれしくて、ついたくさん話してしまいます」

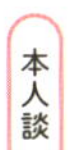

「リアクションは意図していませんが、話しかけられたら手を止め、相手の目を見ながら"とにかく聞く"という姿勢は大切にしています」

14 今のは私が間違った！
非は認めてすぐ謝る

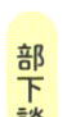

「注意を受けた際、『今のは私の言い方が悪かった！ ごめんなさい』と謝られたことがあり、とても誠実で信頼できる人だなと思いました」

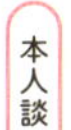

「心に余裕がないとつい感情的になってしまうことがあって…。改めたい部分です。自分が悪いと気づいたら、すぐにその場で謝ります」

15 仕事に関する情報も状況も
分かりやすく共有する

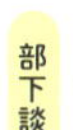

「『今、誰が何の仕事をしてどんな状況か』を、彼女の方針でチーム全員が共有するように。人の仕事が分かることで助け合いも可能に」

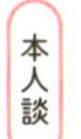

「パソコンから入力できるタスク管理ツールでチーム全員の状況を把握。個々の状況に合わせて偏りなく仕事を振るようにしています」

鉄道好きには
駅名フリスクの
お土産を差し入れ

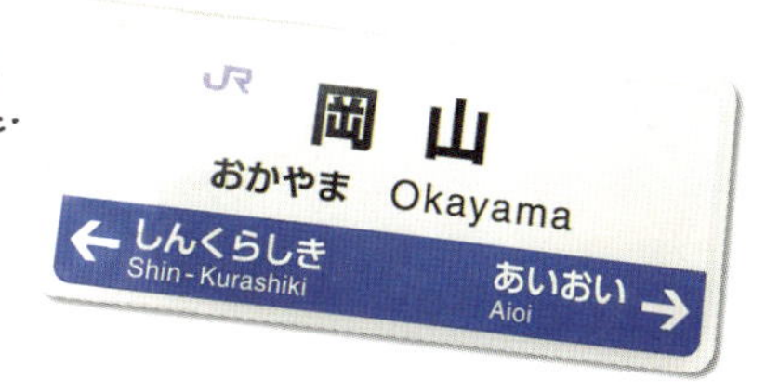

＼ あなた&相手のタイプ別対処法 ／

職場の困ったちゃんにもう心を乱されない！

仕事や人間関係のストレスは自律神経の乱れを引き起こしがち。
職場の困った人への対処法を身に付けて、心穏やかに過ごしましょう。

＼ 職場のストレスで ／
自律神経が乱れやすいのはこんな人

TYPE 1

仕事のことや人間関係で

イラッとしやすい人

仕事や人間関係で起きたことをネガティブに捉えがちな人は、自律神経が乱れやすい。「一度上司に叱られただけで『自分は嫌われている』と判断したり、仕事をサボる同僚にイライラしたり。慢性的な不安や怒りの感情で、自律神経のバランスを崩しやすくなります」。

TYPE 2

大量の仕事を引き受けて

頑張りすぎてしまう人

仕事熱心で、許容量を超えて業務を引き受けてしまう人は要注意。「こうした人は、感情やストレスを自覚できない『失感情症』に陥っている恐れもある。歯止めが利かずに頑張りすぎて、自律神経の乱れから突然、めまいや食欲不振といった体の症状が現れることも」。

この人に聞きました

東急病院
心療内科医長
伊藤克人さん

筑波大学医学専門学群卒業。東京大学医学部附属病院分院心療内科を経て、1986年から東急病院に勤務。心身医学、産業医学、森田療法を専門とする。監修書に『自律神経失調症を改善する特効法101』（主婦と生活社）がある。

ネガティブ思考も頑張りすぎもストレスに

職場の人間関係による精神的ストレスや、働きすぎによる身体的ストレスは、自律神経のバランスを乱し、さまざまな体の不調を引き起こす。自律神経失調症などの治療に携わる心療内科医の伊藤克人さんは、「ストレスが自律神経に影響しやすい人には、2つの典型的なタイプがある」と指摘する。「ひとつが、物事をネガティブに捉えがちなタイプ。もうひとつは、理想が高く頑張りすぎるタイプ。原因不明の頭痛やめまい、気分の落ち込みなどを感じる人は、こうしたストレスで自律神経が乱れている恐れがあります」。

自律神経の働きを整えるには、自分の感情や仕事量をコントロールし、ストレスをためないことが大切だ。

「こんな資料じゃダメ、やり直し!」と

ダメ出しばかりの上司

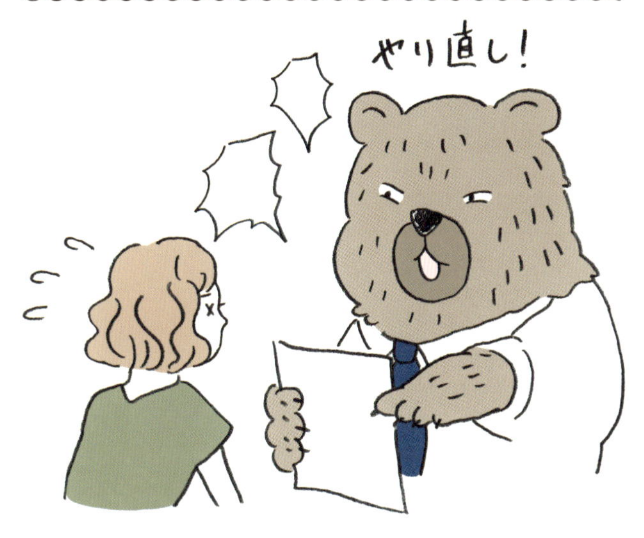

あなたはどっち?

TYPE 2

頑張りすぎタイプ

「詰めが甘かったな…。
徹夜して明日までに
作り直そう」

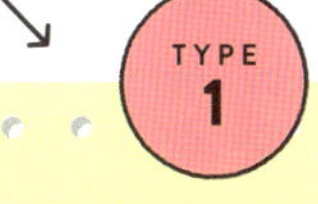

TYPE 1

イラッとタイプ

「いつも私ばかり
攻撃される…。
完全に嫌われているんだ」

こう対処しよう

自分の向上心を自覚しつつ、無理はしないで

ダメ出しされてイラ立つということは、「認められたい」「できるようになりたい」と思っている証拠。「向上心のある自分を認め、目標に向かって何をすべきか冷静に考えましょう」。キャパオーバーにならないよう、できる範囲のことから始めて。

「やっぱりこうして」と

指示がコロコロ変わる上司

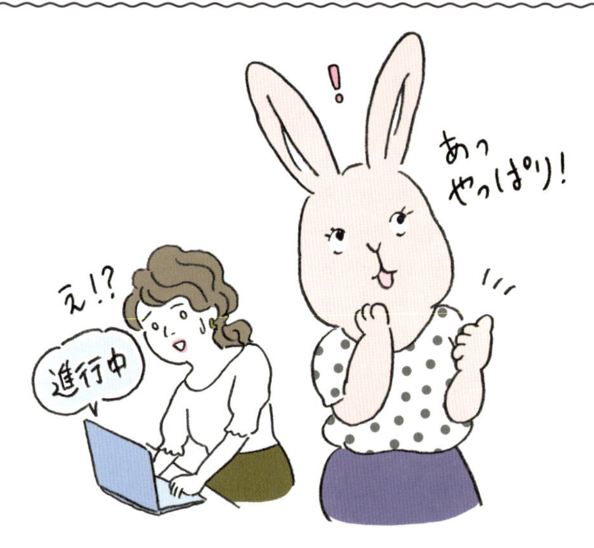

あなたはどっち？

TYPE 1

イラッとタイプ

「この人、上司の資格ゼロ!
こんな職場で
働きたくないな…」

TYPE 2

頑張りすぎタイプ

「課長が言うなら
仕方ないな…。今週末も
休日出勤しなきゃ」

こう対処しよう

上司の意図を理解した上で、現場の大変さも伝えて

上司に翻弄されるままではストレスで疲弊してしまう。「このタイプの上司は仕事熱心なあまり、部下の状況に気づいていないことが多い。『仕事をきちんと進めていきたいのに、指示が一定でないため困っている』と率直に伝え、状況を変える努力を」。

何日もかけて資料を作ったのに

部下をねぎらわない上司

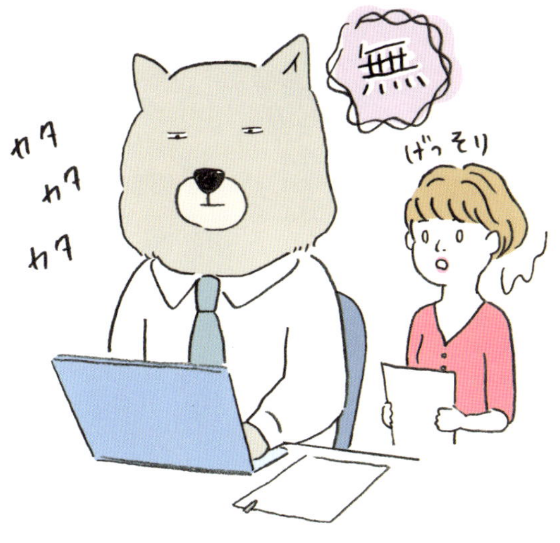

あなたはどっち？

TYPE 1

イラッとタイプ

「"ありがとう"くらい
言うべきじゃない？
一気にやる気なくした…」

TYPE 2

頑張りすぎタイプ

「頑張ったな〜私、
もう達成感ハンパない！」

こう対処しよう

自分で自分を褒めつつ、働きすぎには注意して

上司からねぎらいの言葉がなくても、仕事で得た経験は確実に自分のためになるはず。「上司の言葉に期待するより、素直に『仕事をやり遂げた自分』を褒めてあげましょう」。ただし達成感を得るために頑張りすぎないよう、自分のペースは守ること。

「今日は残業できないので…」と

仕事を押しつけてくる同僚

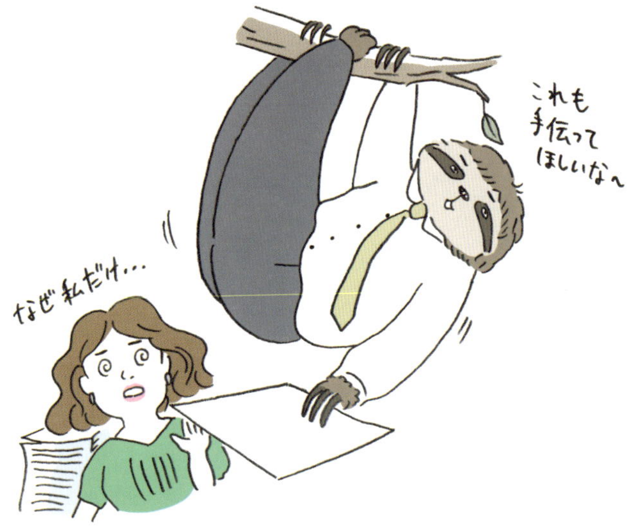

あなたはどっち？

TYPE 2

頑張りすぎタイプ

「私は毎日残業できるから、
代わりに頑張るしかないな」

TYPE 1

イラッとタイプ

「私にばっかり仕事が
振られて…、不公平すぎる!」

こう対処しよう

仕事が許容範囲を超えていたら、上司に相談を

この場合、同僚に直接文句を言っても、解決する可能性は低い。大量の仕事を押しつけられたら、不満をため込むのではなく上司に相談を。「自分と同僚との関係が気まずくならないように、上司の立場から仕事の割り振りを調整してもらいましょう」。

地位の高い人には媚び、下請け業者には冷たい…

人によって態度を変える同僚

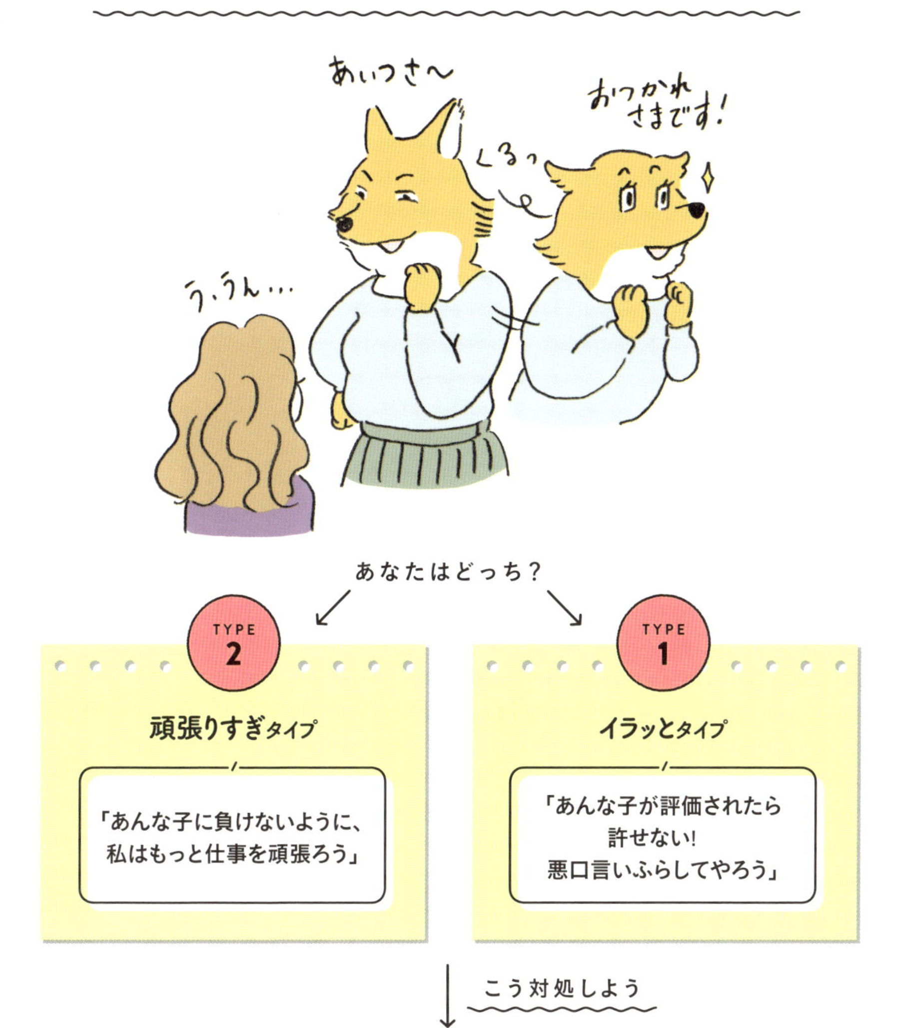

あなたはどっち?

TYPE 1

イラッとタイプ

「あんな子が評価されたら許せない! 悪口言いふらしてやろう」

TYPE 2

頑張りすぎタイプ

「あんな子に負けないように、私はもっと仕事を頑張ろう」

こう対処しよう

人と比べず「自分なりに頑張ればいい」と考える

器用に立ち回って評価を上げようとする人にイラ立つのは、「自分も認められたい」という気持ちがあるから。「目の前の仕事に集中して自分なりに頑張っていれば、周囲はあなたを評価します。そのうち、上に媚びているだけの人は気にならなくなるはず」。

「やっつけ仕事じゃないの?」と言いたくなる

手抜きの資料を提出する部下

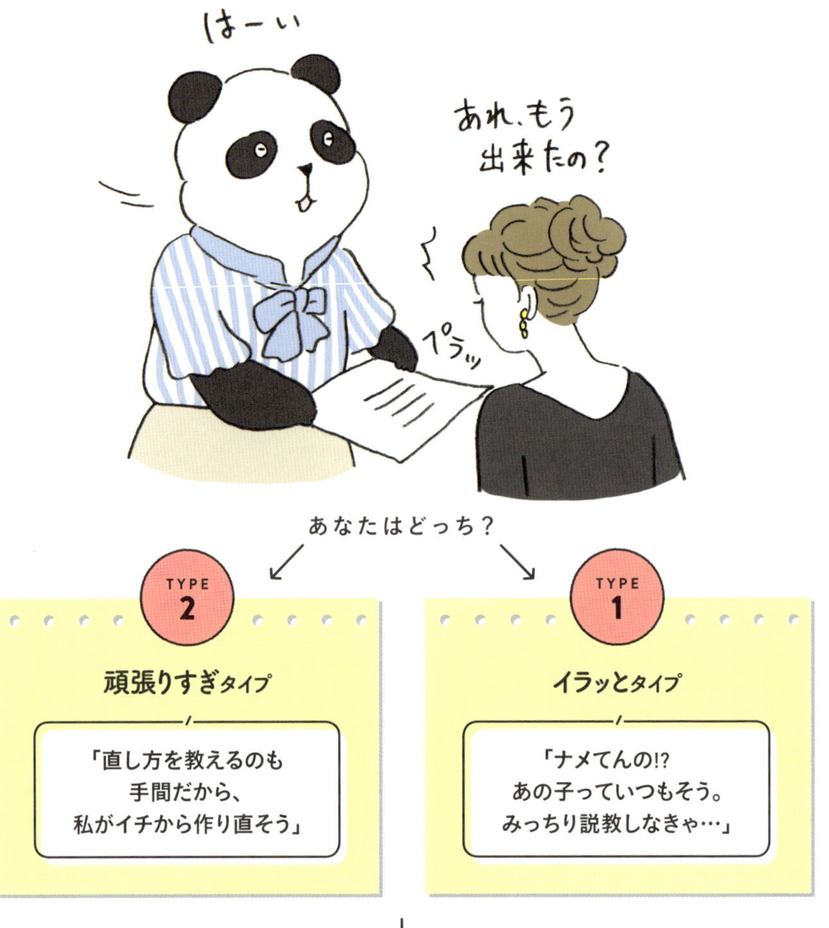

あなたはどっち?

TYPE 1

イラッとタイプ

「ナメてんの!?
あの子っていつもそう。
みっちり説教しなきゃ…」

TYPE 2

頑張りすぎタイプ

「直し方を教えるのも
手間だから、
私がイチから作り直そう」

こう対処しよう

教える、相談に乗るなど、部下に必要な対応を

「頑張っているけれど、この程度の資料しかできない」のか、「わざと手を抜いている」のか、冷静に見極めること。「前者の場合は相手の理解度に合わせて教え、後者の場合は仕事量や仕事への不満など背景にある事情を聞いて、適切に対応しましょう」。

「それ、私がやらないとダメですか？」などと

仕事を拒否しようとする部下

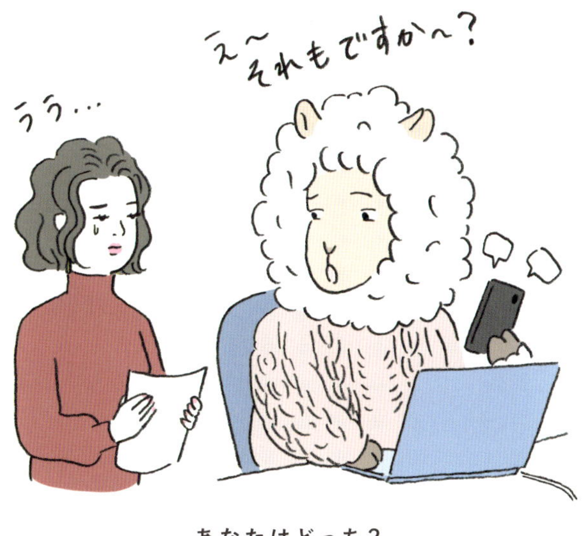

あなたはどっち？

TYPE 2

頑張りすぎタイプ

「"仕事だからやって"って
言うしかないよね」

TYPE 1

イラッとタイプ

「上司の指示に反発する
なんて、私の常識では
考えられない…」

こう対処しよう

部下の不満を見極めて、ねぎらいつつお願いする

このタイプの部下は、日頃のやり取りに不満を抱いている可能性が高い。「部下にきちんとねぎらいの言葉をかけているか、振り返ってみて。『助かったよ』『いい出来だね』など、相手が『やってよかった』と感じられる言葉を掛けることで改善されます」。

付き合いで減らす 7つの行動

ACTION

すぐに感情的になる上司、何度言っても伝わらない後輩──。
イライラ、モヤモヤせずに付き合うには、どうすればいい?
人間関係がスッとラクになる7つの方法を伝授します!

相手を好きになる必要なし 関わり方を工夫しよう!

「苦手な相手とうまく付き合うには、手放すべき2つの感情があります」と、心理カウンセラーの渡辺奈都子さん。まず、〝好き嫌い〟の感情。「何も相手を好きになる必要はありませんが、〝苦手でもよりよく付き合う〟と決意して、感情ではなく思考による行動を心がける。好き嫌いの感情に振り回されると、いつまでも目的が達成できません」。もうひとつが〝勝ち負け〟の感情。「相手が変わることを待つより、自分から関わり方を工夫して歩み寄るほうが、うまくいく可能性が高い。それは〝負け〟ではありません。関係が良くなればストレスが減るし、苦手な相手とうまく付き合える〝一生ものスキル〟が身に付きます」。

この人に聞きました

ウェルビーイング心理教育アカデミー理事
渡辺奈都子さん

公認心理師。1998年から心理カウンセリングとメンタルヘルスに関する研修やセミナーを開催。現在は、幸せが高まる科学的エビデンスを分かりやすく学ぶ心理教育を提供。機嫌よく働きたい女性を支援している。著書に『しなやかに生きる 心の片づけ』(大和書房)など。

行動に起こす前に!

苦手・キライな人とうまく付き合うための 3つの心がまえ

1 関わる必要があるなら、向き合うことに腹をくくる

人間関係に悩むのは、避けられない相手だから。「相手を好きになる必要はありませんが、逃げずに向き合ってみると、まずは覚悟すること。関係の変化はそこから始まります」。

2 自分が変わることで、相手との距離を縮める

「相手を変えるのは難しいと、誰もが実感しています。でも、自分の関わり方を変えれば、相手との距離を変えることはできる。距離が近いほど、相手を理解しやすくなります」

3 歩み寄るのは負けではなく、自己成長と考えよ

「自分から歩み寄る=相手より下になる、負ける、ではありません。“これまでと違う関わり方を試す”だけのこと。人付き合いのスキルが上がり、自己成長につながりますよ」

イライラ上司、コミュ障後輩…

苦手な人とのストレスを

信頼を得られる

ACTION 1

相手の良いニュースに耳を傾けて一緒に喜ぶ

「特に女性は、自分の良いニュースに関心を持って耳を傾けてくれる人を、“信頼できる人”と感じる傾向が強い」と渡辺さん。例えば、相手から昇進の話を聞いたら、“頑張りが認められて良かったね!”と一緒に喜ぶことで、関係がグッと良好に。逆に“忙しくなって大変そう”と水を差したり、“私だって〜”と話を横取りしたりするのはNG。

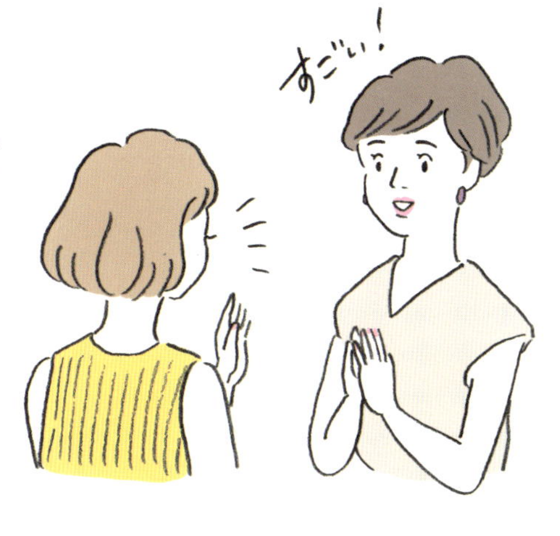

心を開いてもらえる

ACTION 2

相手の好きなものを批判・否定しない

人は好きなものや価値観を否定されると、自分自身を否定された気分になって嫌悪感を抱いたり、心を閉ざしたりしてしまう。「私たちは、自分の知らないことに脅威を覚えるもの。だからといって、それを排除するのではなく、“よかったら教えて”と関心を示す姿勢を見せれば、相手との距離が近づき、自分の視野も広がります」。

気持ちが落ち着く

ACTION 3

イラッとしたときはタイムアウトを取る

怒りの感情にのみ込まれそうになったときは、自分に“タイム”を取って、いったんその場を離れるのが有効。「ポイントは、体を動かすことです。思考だけで自分の感情をコントロールするのは至難の業。背伸びや屈伸をする、トイレに行く、階段を駆け上がってみるなど、怒り続けていられない状況をつくって、気分を変えましょう」。

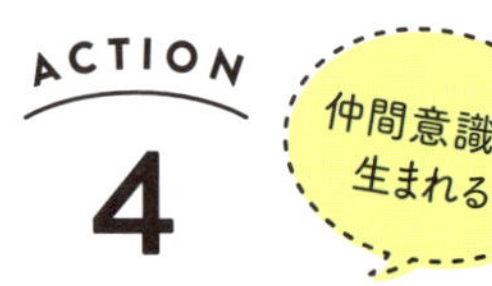

ACTION
4
仲間意識が
生まれる

飲みニケーションより共同作業

ありがとう!
ここやっときます!

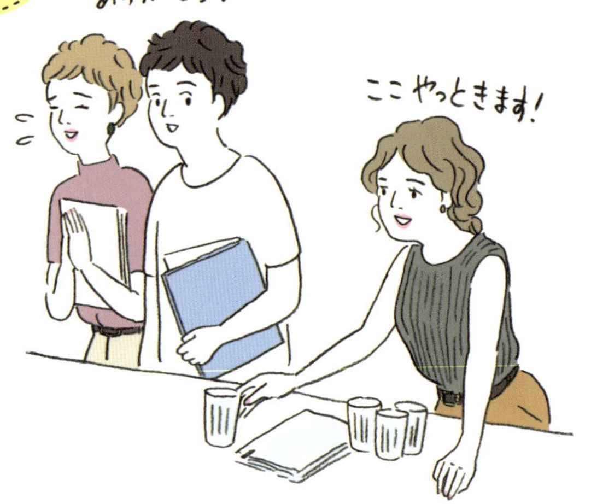

相手とコミュニケーションの回数を増やすほど、関係性が深まるもの。「とはいえ、会話だけがコミュニケーションではありません。最も有効な方法は、共同作業をすること。資料を片づける、掃除をする、買い出しに行くなど、個人作業ではなく、一緒にできるものを選んで。作業なら会話がなくても不自然ではないので、むしろ気がラク」。

みんなの苦手な人との対処法は?

どんなにもめても嫌いでも、最後は笑顔で別れる。人間関係はその日のうちに修復すべし

(55歳・メーカー・内部通報窓口)

挨拶+αの声掛け(季節や気候の話、「その後大丈夫?」など)を意識

(44歳・福祉・介護福祉士)

相手への期待値が高いと、「なんで分かってくれないのか」と悩むが、期待値を下げれば、些細なことで「こんなこともしてくれる!」とプラスに捉えられる

(24歳・IT・営業)

苦手な人とはプライベートでは付き合わない。でも仕事に関する話は腹を割って話す

(41歳・獣医師)

口角を上げて笑顔を心がけ、「ありがとう」を意識して伝える

(45歳・通信・企画)

他人の悪口に同調しない。はー、ふーん、へーと“はひふへほ”で乗り切る

(36歳・保険・営業事務)

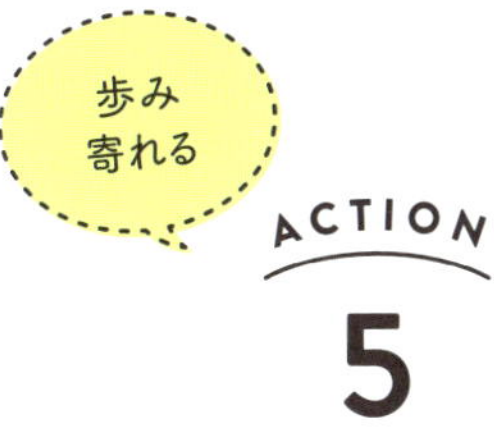

ACTION 5

相手のノーをいったん受け入れ、目的は何かと考える

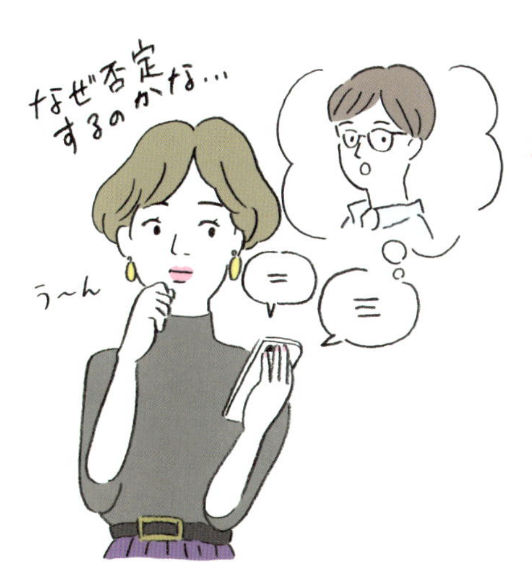

相手が思い通りに動いてくれず、イラッとしてしまう…。その原因は自分のなかにある"正解"を押しつけ、相手をコントロールしようとしているから。「例えば、後輩に資料作成を頼んで『忙しくてできない』と断られた場合、『いつだったらできそう?』『手分けするのはどう?』など、相手の都合を聞いて調整し、別の方法で目的の達成を」。

ACTION 6

心が
強くなる

「寝る」「食べる」「運動する」で、ストレス耐性を高める

イライラ軽減のためには、日ごろからストレス耐性を高めておくことが大事。「そのためには、睡眠・食事・運動の3つの質を上げること。睡眠不足はセルフコントロール力を弱める原因に。糖質に偏った食生活もキレやすくなるので、栄養バランスを意識して。週に150分、1日20分程度の運動習慣で、幸福度がアップするといわれています」。

ACTION 7

余裕が
生まれる

人に親切にして幸福感を上げる

「人に親切にすると、自分の幸福感が上がることは科学的にも証明されています。ストレスを緩和するオキシトシンという幸せホルモンが脳内で分泌され、自律神経のバランスも整います。人への親切な行動は、無意識より意識的に行うほうが幸せ度もアップ。エレベーターのドアを開けてあげる、仕事を手伝うなど些細なことでOK」

ストレスフルな仕事も「書く」で乗り越える！

怒る相手に対応するプロの「書き技」

他人の怒りを受ける仕事はストレスフルです。でもそれを逆手に取れるのがプロ。
人から受けた怒りの言葉を書いて記録し、仕事に生かす秘策を聞きました！

“レア”な悪口に出合うともはやうれしくなる

30代 男性 (4/30)
ふざけんなテメェ
うるせえな!!
20代 女性 (5/2)
バーカ
60代 男性 (5/2)
俺は社長とも総理とも
■■とも知り合いだ！融通しろ！
俺を誰だと思ってる！
女のくせに生意気だぞ！

技

「理不尽なクレーム」もノートに“コレクション”すればエンタメに!?

「書いて文字化すると、自分が受けたはずの言葉が“人ごと”になり、ノートに封印されるイメージ」。悪口の数が増えるほど、「自分のレベルも上がった」とゲーム感覚で楽しめる。「今や聞き慣れない悪口に遭遇すると、『レアものキター!!!!』と歓喜します」(笑)

30代・
コールセンター勤務歴十数年
「督促OL」こと
榎本まみさん

悪口を集めて客観視しトップオペレーターに！

コールセンターで滞納者に督促を行ってきた十数年の体験を、コミックエッセイに描く榎本まみさん。新人時代、理不尽なクレームに心を病む寸前だった彼女を変えたのが、客の罵詈雑言を日々集める“悪口ノート”。「人格否定級の悪口も、ノートに集めると単なるネタにすぎないと客観視でき、いちいち傷つかなくなりました」。

心に余裕が生まれると、悪口の奥の相手の心情に目が向くように。話をメモしつつ聞き、相手の怒りのポイントを的確に示して謝ると、理解されたと落ち着き、素直に支払う滞納者が増加。榎本さんは、多額の債権を回収するトップオペレーターに成長した。

「多くのクレーム案件を処理してきたと自信が生まれ、苦手だった主張もできるようになりました」

“怒鳴られて頭が真っ白”には付箋に書いた“呪文”で対応

技

おいこら！

お前んとこのバカカードのせいで俺がどんだけ恥かいたかわかってんのか！

電話口で突然怒鳴られたら…

付箋の言葉を呪文のように読み上げ、その間に態勢を立て直す

お客様の情報をお調べしますので、お客様の生年月日とお名前をフルネームでお教えいただけますか？

客から突然怒鳴られたショックで言うべき言葉が出てこず、怒りを倍増させる事態を避けるため、「必ず言うべき定番のセリフ」を付箋に書き、デスクの見えるところに貼っておく。「セリフは呪文。一瞬頭が真っ白になっても、呪文を読んでいる間は頭を使わずに済む。すぐ『冷静になろう』と、態勢の立て直しに集中できます」。

クレームを聞きながらキーワードを書き留め、怒りのツボを探る

技

今日　朝イチ　電話
山田　態度　言い方
昨日　カード使えない
　　　銀座　すし

客が激怒して電話してきたときは、手元のメモに冷静にキーワードを書き留めながら話を聞く。「キーワードをつなげ、『銀座のすし店でカードが使えなかった。今朝電話に出た山田の態度にお怒り』などと、怒りの原因を探っていきます。怒りのポイントをこちらが正しく理解していることが相手に伝わると、怒りが収まる場合が多いです」。

40代 女性 (4/25)
あなたストーカーなの？
30代 男性 (4/25)
社会の底辺
50代 男性 (4/29)
出るところに出たら負ける立場のくせに
あんたらのやってることは詐欺で犯罪なんだわかってんのか？

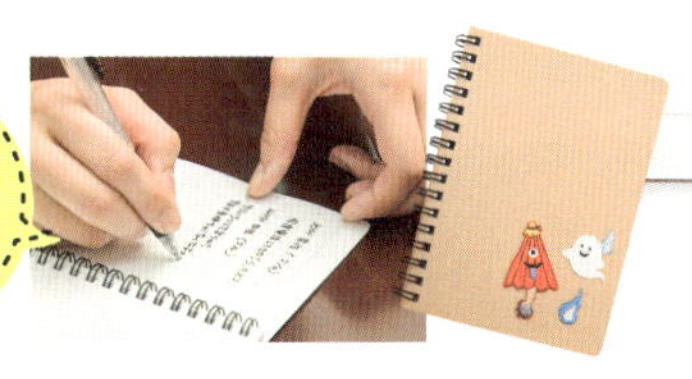

たくさん集めるほど私のレベルもアップ！

榎本さんはこんなコレクションも実践！

上司のセクハラ発言をエクセルで集計

上司のセクハラ発言を、本人の名前と日付入りでエクセルに集計。「発言回数を棒グラフ化し、『増えている』とひそかに楽しむ一方、いざ訴えるときの証拠にもなると思っていました」。「榎本が“デスノート”を書いている」との噂が職場に広がったため、セクハラ発言は収束。

知人のモラハラ発言を手帳とシールでカウント

同じ人から何度も傷つく言葉を受けたときは、手帳にシールを貼って数をカウント。「回数が可視化されると、『思ったより少ない。被害者意識が強すぎたかも』と冷静になれたり、『月の前半に多い』と傾向を探れたり、ストレスマネジメントができました」。

面倒くさい女子と うまく付き合う方法

「女の敵は女」とはよく言ったもので、女性同士の人間関係に悩む人は多い。
そこで、繊細で複雑な“女子”という生き物を、タイプ別に徹底解剖。深層心理を客観的に理解することで、多くの女子間トラブルを回避し、「女の味方は女」にチェンジ！

“女子疲れ”しないために 心に余裕を

女子的な人に反応しない、対抗しないためには、心の余裕が必要。「そのためにケアしたいのは、体・心・脳（思考）の3つです。時間がないときは一番効果を実感しやすい、心のケアに集中して」。

体を癒やす

- ☑ マッサージ
- ☑ サウナ
- ☑ スポーツetc.

心を癒やす

- ☑ 映画などで意識的に泣く
- ☑ 話を聞いてもらう

脳を癒やす

- ☑ 本を読む
- ☑ ノートに考えを書き出す

この人に聞きました

公認心理師
山名裕子さん

「やまな mental care office」を開設し、代表を務める。人間関係、ストレスケア、ビジネスといった幅広い悩みのカウンセリングを実施。女性心理学やコミュニケーション心理学が得意。テレビや雑誌などのメディアに多数出演。

著書『読むと心がラクになるめんどくさい女子の説明書』（サンマーク出版）

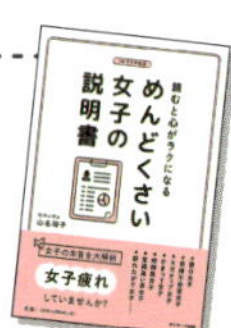

女子の深層心理が分かれば イライラせずに済む！

「女子は繊細で複雑な生き物です」とは、公認心理師でカウンセラーの山名裕子さん。常に自分と誰かを比較する、いつも不安で仕方がない…。左に挙げた女子の特徴に、数多く当てはまったという人も少なくないはず。

「女子同士の人間関係でイライラしたり、クヨクヨしたりするのは、自身の〝女子度〟が高い証拠。それを自覚した上で、面倒くさい女子の深層心理や、どう接すればうまくいくのかを知っておけば、〝女子疲れ〟から解放されますよ」

56ページから、山名さんが分類したタイプ別に、女子の特徴と対処法を紹介。思わず「いるいる！」と膝を打つ女子がずらりと登場するので、周囲の困った女子たちを当てはめてみて！

女子ってこういう生き物なんです

いつも不安で仕方がない

イライラ、鬱々、メソメソ…と情緒が安定しないのは、女子が不安を感じやすい生き物だから。この不安が"悩み製造機"となり、感情を乱す。

自分の話を聞いてほしい

女子が話を聞いてほしい最大の理由は「共感」してほしいから。「大変だったね」などと共感してもらうことで、心が満たされる。

周りの人に勝ちたい

不特定多数に認められたいのが男性なら、身近な人たちの間で認められたいのが女子。同じ部署や仲良しグループのなかで、1番になりたい。

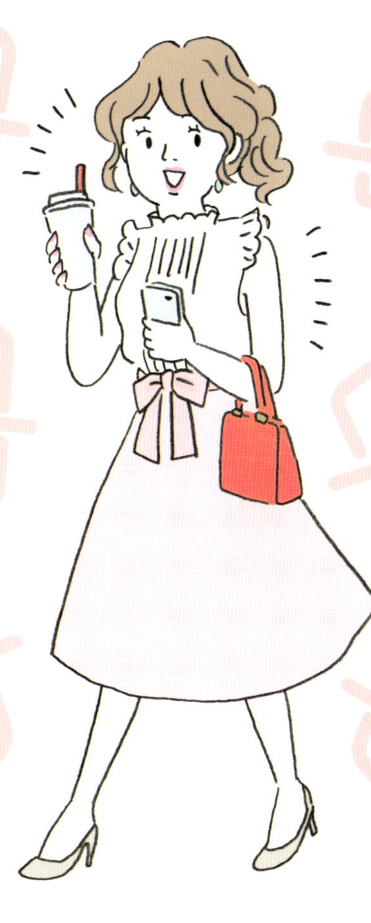

自分と誰かを常に比較

若さや美しさ、財力、人脈など、自分と人とを比較して、さらに「優位」に立ちたいと思ってしまうのが女子。「比較対象は身近にいる人です」。

自分を好きな人が好き

「女性は人の心を察することが得意で、相手の感情に敏感。相手が自分を好きだと感じると、自分も相手を好きになりますし、その逆もしかり」

自分を分析されるとうれしい

「女子はいつも不安で、自分と向き合うのが怖い」。だからこそ、客観的に「自分を分かってくれる人」に心を許しやすく、信頼を寄せやすい。

➡ 面倒な"女子"とはこう付き合う!

鉄則1 「敵ではない」と思わせる

相手を優位に立たせ、「あなたの敵ではない」と示すことで、関係はスムーズに。「成功談より失敗談を話すのがベスト。相手のライバルにならない位置に、自分を持っていって」。

鉄則2 悪口を言わない

女子は不安を感じやすい生き物。そのため、裏表のない人に安心感を抱く。「特に悪口を言わない人への信頼が高い。どんなに水を向けられても、悪口に乗らないよう心がけて」。

鉄則3 褒めることで好意を示す

好意を受け取ると好意を返したくなるという心理を利用。"褒める"で重要なのは、口先だけと思われないこと。「頑張ったんだね」など、相手の気持ちに寄り添う褒めを織り交ぜよう。

うまく付き合う秘訣

TYPE 1

悪口女子

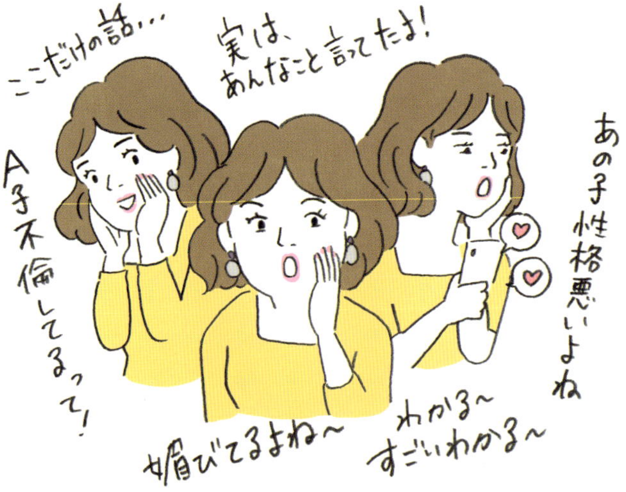

特徴

- いつも誰かの悪口を言っている
- 人の話は基本的にネガティブな話題
- 褒めているように見せかけて、けなしている

深層心理

- コンプレックスのかたまり
- 自分に自信がなくて劣等感がある
- 悪口を誰かと話すことで落ち着きたい

対処法

悪口は自分を守るための盾 同調しないのが鉄則！

悪口女子にとって、悪口は自分を守る盾。なかには自分が悪口を言っている自覚がない人も。「同調すれば、別の場所であなたがその悪口を言ったことにされる可能性も。『そう？』『気づかなかった』などと、鈍感なフリをしてスルーするのが得策です」。

キラーフレーズ

そうなんだね。
私、鈍感だから
全然気づかなかったなあ…

タイプ別 面倒な女子と

情緒不安定女子

TYPE 2

キィィィ
SNS監視
これ浮気じゃない!?
彼とすごいラブラブなの〜!

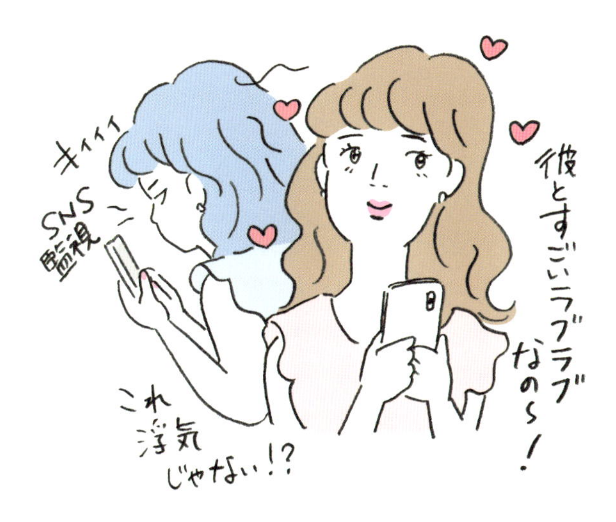

特徴

- 感情のアップダウンが激しい
- 妄想による思い込みが激しい
- 夜中に突然連絡してくる、長文のSNSを投稿する

深層心理

- 妄想が膨らんで不安のスパイラルに
- かまってほしいが、深入りされるのは苦手
- 自律神経の乱れで感情がアップダウンする

対処法

優しい人が巻き込まれがち! 正面から真剣に受け止めない

感情のアップダウンは相手の気質やストレスによるもの。「性格が優しい人ほど振り回されがち。深刻に受け止めないのがコツ。話を聞くときは、相手が言った言葉を繰り返しながら共感を示すと、きちんと聞いているふうに。アドバイスは求めていません」。

キラーフレーズ

え、職場の先輩に
嫌みを言われたの?
大変だったね。
でも、よくめげずに
頑張ったね!

TYPE 3

攻撃的女子

だから アンタたちはダメなのよ！

こわっ

特徴

- 人の好き嫌いが激しい
- 嫌みや悪口を言ったり、批判してきたりする
- 新人や若い女子が苦手

深層心理

- 愛情に飢えている
- 自分に自信がない
- 警戒心が強い

対処法

“敵”と見なされないよう 好意を持って接すると◎

このタイプの女子は愛情に飢えており、自分に自信がない場合がほとんど。自分が攻撃の対象にされた場合、あえてこちらから近づいて、「仲良くなりたい」「私は裏切らない」という態度を見せて。「愛情表現をすると、次第に攻撃性も弱まります」。

キラーフレーズ

「○○さんに教えて
いただいた通りにやったら、
うまくいきました！
ありがとうございました」

TYPE 4

自称サバサバ女子

私こんな性格でしょ?
だから女子からモテるのよ

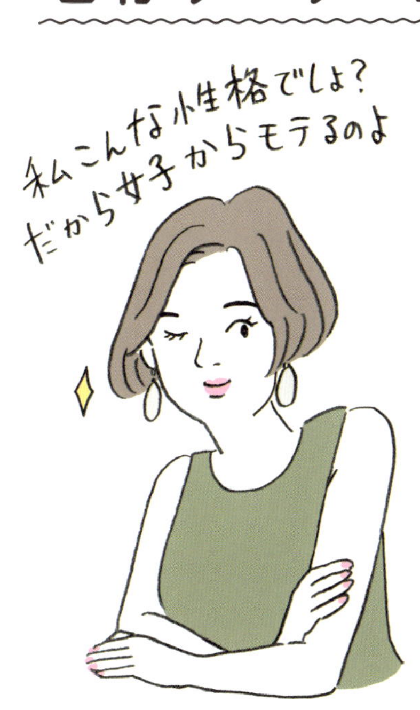

特徴

- 女子にモテると自慢する
- 意見を否定されるのが苦手
- サバサバしている自分が好き

深層心理

- 自分に自信がない
- 嫉妬深く、執着心が強い
- 根っこの部分は超女子

対処法

"サバサバ"とは正反対の性格。うまく立てて相手の懐に入る

指摘されたとき、あっさり非を認めて謝るのが「本物のサバサバ」女子。逆ギレするのが「自称サバサバ」女子。嫉妬深く執着心が強いが、「自称姉御肌」でもあるため、相談を持ちかけられるのが好き。親身にアドバイスをくれるので、上手に懐に入るのが◎。

キラーフレーズ

アドバイスありがとう!
確かにそうだね。
相談できてすっきりしたよ

自分語り女子

TYPE 5

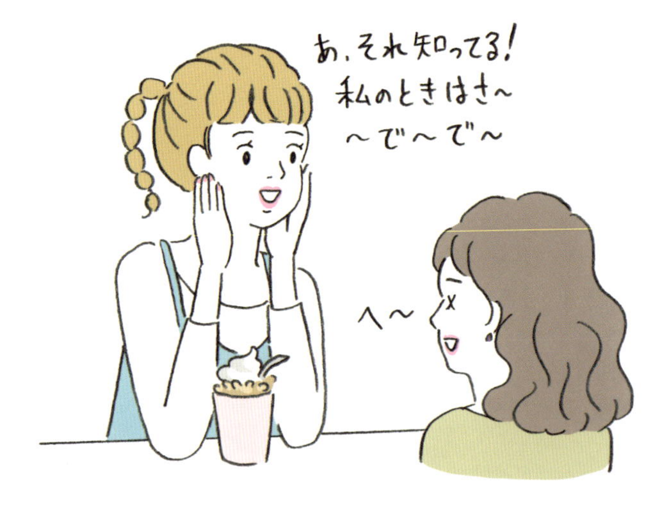

特徴

- 人の話は上の空で聞く
- 自慢話が多い
- 会話に割り込んでくる

深層心理

- 承認欲求が強い
- 自分が主役でないと嫌
- 自分は聞き上手だと思っている

対処法

自分の話ばかりする会話泥棒! 話を元に戻すフォローが必要

人の会話を横取りし、自分の話を延々とする女子は、人を不快にさせていると気づいていない。グループのときは「○○さんの話がどうなったのか続きが聞きたい」と、話を取られた人のフォローを。2人のときは、会話泥棒だと分からせる一言を。

キラーフレーズ

○○ちゃんって
すごく話し上手だね!
私も相談したいことがあるから、
今度は聞いてね

TYPE 6

人任せ女子

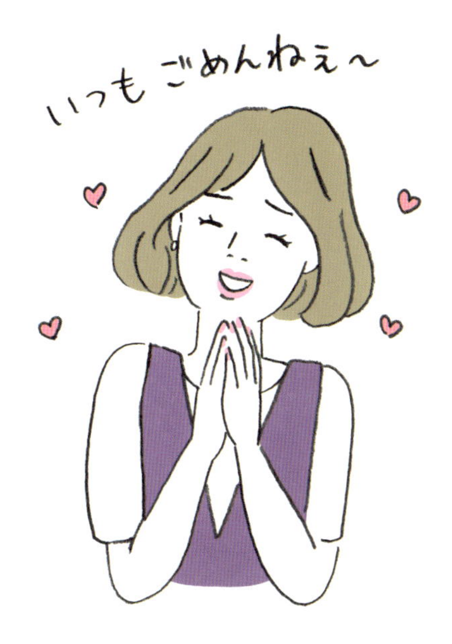

特徴

- ☑ 幹事など面倒なことから逃げる
- ☑ 場を仕切るのが苦手
- ☑ 「いつもありがとう」で乗り切る

深層心理

- ☑ 得意な人がやればいいと思っている
- ☑ ラクをしたい
- ☑ 人の苦労が分からない

対処法

強制的にやらなくてはいけない状況をつくるのが肝!

「人任せ女子」にも、持ち回りで役が回ってくるようルール化すると、ストレスや仲間同士の不和を回避できる。「失敗を極端に恐れている人もいるので、『一緒にやろう』と声を掛けてサポートを。経験を積むことで自信をつけ、人任せから卒業する人も」。

キラーフレーズ

みんな忙しいと思うし、
幹事って意外と大変だから、
次回からは
順番で持ち回りにしよう!

気を使いすぎて疲れる

顔色ばかりうかがって、ビクビクする

悪くないのにすぐ「すみません」と謝ってしまう

"繊細女子（HSP）"の気持ちがラクになる方法

人といるだけで疲れ果ててしまう。あらゆることに敏感で生きづらい。
そんな悩みを抱える人は、HSP（Highly Sensitive Person）と呼ばれる「超繊細女子」かも。
HSPの人が人間関係でストレスを減らす方法とは？

HSPって何？

繊細で感じやすく傷つきやすい気質

＼ こんな人は要注意？ ／

- 深く考えすぎる
- ほんのわずかな刺激も敏感に察知
- さまざまな刺激が重なって嗅覚や聴覚などが過剰に反応
- 共感力が高く、同調しやすい

↓

不安、パニック、抑うつ、めまいなどの症状につながることも

この人に聞きました

十勝むつみのクリニック院長
長沼睦雄さん

精神科医。北海道大学医学部卒業。北海道子ども総合医療・療育センターの児童精神科医、道立緑ケ丘病院での児童および成人の精神科診療などを経て、開業。多くのHSP気質の人を診断。『敏感すぎて生きづらい人のこころがラクになる方法』（永岡書店）など著書多数。

傷つきやすい自分を自覚し回復方法を見つけよう

人一倍感受性が強く傷つきやすい。そんな人はあらゆることに敏感なHSP気質の可能性が高い。「HSPは頑張り屋で繊細、他人を思いやれる共感力が高く、空気を読みすぎたり、自分と関係ない怒りを自分事に捉えてしまったりする。日本人の5人に1人はHSPで、30〜40代の女性に多い」と、精神科医の長沼睦雄さん。

そんな人が人間関係でストレスを抱えないためには、自分を責めない、卑下しないこと。「甘えでも弱さでもなく、敏感で刺激に反応しやすい気質だと理解し、そんな自分でもいいと受け入れる。その上で、ひとりになれる空間をつくったり、イヤホンで音を遮断するなど、周りからの刺激を少なくして自分を守りましょう」。

TYPE 1 断れない

↓こうしよう！

嫌われることを恐れず「私はこう感じる」という“私メッセージ”を発信

「HSPの人は自己肯定感が低い。“自分の存在も他人と同じく尊いもの”と知り、そんな自分を優先させるには、嫌われてもいいと覚悟を持つことが大事。“私はこう感じる”と気持ちを伝えましょう」

この案件
手伝えないかな
別の案件で余裕が
ないので明後日以降で
あれば！

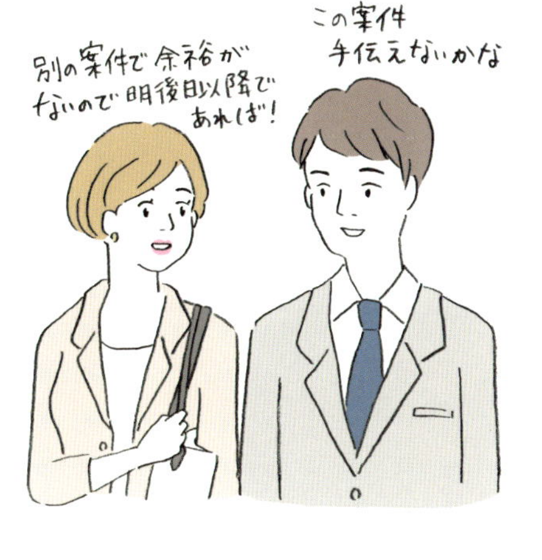

TYPE 2 人に頼み事ができない

↓こうしよう！

「人に甘えていいんだよ」と自分に言い聞かせる

「責任感が強く完璧主義で“すべき思考”の人には、自分をねぎらう声掛けが有効。“そのままでいいよ、頑張ってきたね、今までありがとう、大丈夫だよ”。その上で、小さな頼み事から始めて」

TYPE 3 攻撃的な人の言葉に傷つきやすい

↓こうしよう！

弱気なそぶりを見せず、自分の考えをしっかり言う

攻撃してくる人には、弱い姿を見せるのも、戦うのもNG。「目を見て微笑みながら相手を認め、気分を良くさせた後で自分の意見を言う。“この人は芯がある”と思わせれば、攻撃の対象にならない」。

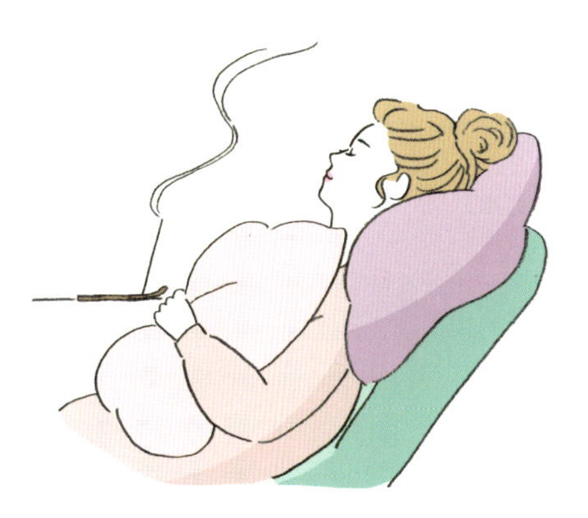

TYPE 4 人と過ごした後、ドッと疲れる

↓こうしよう！

私を守ってくれる場をつくる

「人と過ごすと疲れやすい人は体がストレスと戦っているから。ひとりになれる空間＝自分を守る安全基地をつくることが大事。机に仕切りやお気に入りの物を置いて周囲とのつながりを分断させても」

図太くなれる

禅思考で人間関係に振り回されない!

仕事やプライベートで人付き合いの悩みは尽きない。
そんなときは"図太く"なるのがお勧め。
「禅僧はみんな図太い」と言う住職に、ヒントを聞きました。

禅の考え方とは…

本来の自分で生きること

ありのままの自分自身を出して付き合える。
それが禅に基づいた人間関係の基本。
「特にネットの世界では、相手に気に入られる
自分をつくってしまいがち。
ありのままを生きることが大切なのです」。

この人に聞きました

曹洞宗徳雄山建功寺住職
枡野俊明さん

大学卒業後、大本山總持寺で修行。禅の思想と日本の伝統文化に根ざした、「禅の庭」の創作活動も行う。主な著書に『傷つきやすい人のための図太くなれる禅思考』(文響社)、『心配事の9割は起こらない』(三笠書房)など。

"図太さ"を身に付ければ心がスッとラクになる

人間関係で、傷ついたり悩んだりするのは、繊細すぎるから」。こう話すのは、禅僧の枡野俊明(ますのしゅんみょう)さん。「どんなことがあっても、心を強く持っていられる"図太さ"があれば、ラクになります」。仲がいい人とでも、時には嫌なことがあったり、つらいことを言われたりする。その瞬間は落ち込んでも、すぐ開き直り、まあいいかと受け止められる。それが枡野さんの言う"図太さ"だ。

「受け身」で付き合わない

自分ばかりどうでもいい仕事をやらされる、あの人は私のことを理解してくれない──。仕事でも人間関係でも、受け身で考えているうちは改善しない。“何くそ”という精神で主体的に、自分を理解してもらおうと振る舞えば、どんな状況も変えられます。

時には人間関係を断ち切る

最も心を窮屈にするのが人のしがらみ。気が進まないのに出席する会合や人付き合いは惰性で続けているようなもの。すっぱり見切ることができるといいのですが、難しいなら、「3回に1回だけ出る」などと決めるのがお勧めです。

「でも」を使わない

「でも」は、相手を否定する言葉。自分と思いが違っても、「はい。そうですね」といったん認めた上で、自分の意見を言えばいい。また自分自身に対して使うと、自分が動かない言い訳に。「でも」を封じて、前向きに生きることがうまくいく秘訣です。

そんな図太さを身に付けるのに役立つのが、禅の教え。「毎日の暮らしのなかで実践していけば、心に自然と〝図太さ〟が育っていく」。難しいことではない。普段、気にしすぎていることをやめるだけ。今回、9つのヒントを教えてもらった。少しずつでいいので実践してみて。

ZEN THINKING

ZEN THINKING

他人に完璧さを求めない

求めすぎない。これが人間関係をうまく運ぶ極意です。完璧を求めなければ、他人に寛容になれる。自分が求めているものをすべて備えている人は、どこにもいない。上司や部下はもちろん、親兄弟や夫、子供、自分だって完璧にはなれません。

先読みしない

いくら先読みしても、人付き合いは、あらかじめ決めた通りにはいかないもの。緩く、ざっくりと考え、あとは空気に任せて対応する。人付き合いは空に浮かぶ雲のように、風に任せてさまざまな方向に流れていいのです。

弱みを隠さない

禅語の"露堂々(ろどうどう)"は、どこも隠すところがなく、ありのままの自然な姿が現れていること。弱みを隠しながら生きると、どうしてもおどおどしがち。堂々とありのままを見せて、心晴れやかに生きるほうが魅力も上がります。

自分の短所に敏感にならない

自分の短所には気づきやすいが、改善するのは大変。人には必ず長所がある。長所を伸ばすほうがずっと効果が上がる。短所には目をつぶり、長所にフォーカスする図太さがあれば、あなたらしい魅力を引き上げられますよ。

人間関係を損得で考えない

この人と付き合えば得するか…と考えるのは、人間の業のようなもの。損得にこだわると心は窮屈に。だったら、損得ではなく"縁"と考える。いただいた縁を生かし切るようにすれば、おおらかな人間関係になれます。

怒っている人と同じ土俵に上がらない

怒りに怒りで対応するのも、シュンとしてしまうのも×。こちらが取り合わず、和やかな表情（禅語の"和顔(わげん)"）で受け止めれば、しばらくすると相手は独り相撲をとっているようで、みっともないと気づくはずです。

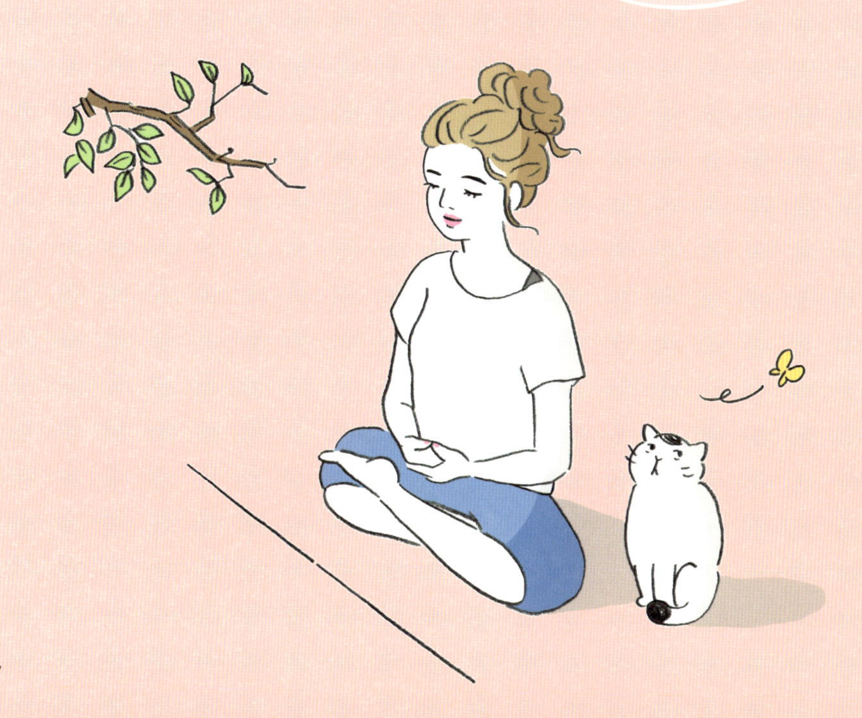

＼ 私たち ／

人間関係を見直して ラクになりました！

実際、どうやって人付き合いを見直せばいいの？　日経WOMAN読者が人付き合いをやめたり、時間をかけなくなったりしてよかったことを紹介します。

VOICE 1 インスタグラムのフォロー先を整理

「キラキラママをアピールしたり、ポイ活をアピールするインスタのアカウントをフォローするのをやめたら、本当に欲しい情報だけが取れるようになった」（33歳・建設・開発）

VOICE 2 ランチと年1~2回の飲み会だけに

「同僚とはランチのコミュニケーションで十分。飲み会も年に1～2回参加するだけに。その分、趣味に費やす時間と睡眠時間が増え、幸福感が増した」（49歳・通信・事務）

VOICE 3 食事だけの友達とさようなら

「食事を一緒にするだけの友人との付き合いをやめた。ムダにしていたお金と時間を自分のために使えるようになり、貯蓄もでき、ストレスがなくなった」（46歳・IT・サポート）

VOICE 4 飲み会は1次会までかランチに変更

「気の進まない飲み会は1次会まで。気の進まないディナーもランチに変更。全部断るのはハードルが高いので、義務は果たしつつ、楽になれた」（45歳・サービス・事務）

VOICE 5 連絡先を教えない

「ごく少数の人にしか連絡先を教えないようにしている。そうすることで自分が意義を感じられない、ストレスのある付き合いを自然に減らせた」（34歳・公務員）

VOICE 6 休日のオフ会を減らす

「毎週のように参加していた休日のオフ会の頻度を見直して削減。集まるまでの楽しみ度がアップし、日常の家族団らんも大切にできるようになった」（35歳・教育・事務）

VOICE 7 年賀状を毎年減らす

「元日に年賀状が来なかった人には、自分からも翌年以降は出さないと決めている。おかげで年賀状を出す人を毎年減らすことができた」（32歳・教育・受付）

PART 3

原因を知って最適なケアを

「なんとなく不調」スッキリ計画

今日はなんとなく調子が悪い、スカッとしない……こんな漠然とした不調は、自律神経と女性ホルモンのしわざかも。今こそしっかり対策を取って、だましだましの生活にピリオドを。健康＆キレイをキープしながら快適な毎日を過ごしましょう！

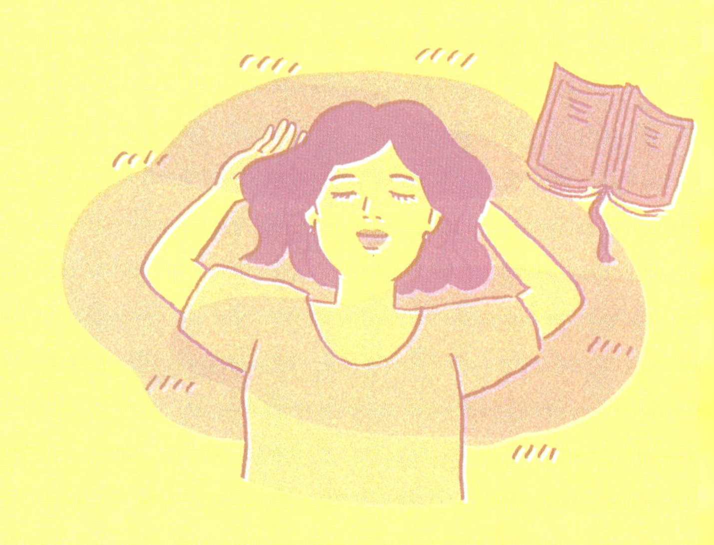

カラダのプロは〝いいことだけ〟をやっている！

心と体が疲れない人の時間割

女医さんや管理栄養士etc.カラダと心のプロたちは「本当にいいことだけ」をやっているから、ムダなお金も時間もかけずに心と体の健康をキープしていました！

内科医 × 疲れ解消ケア

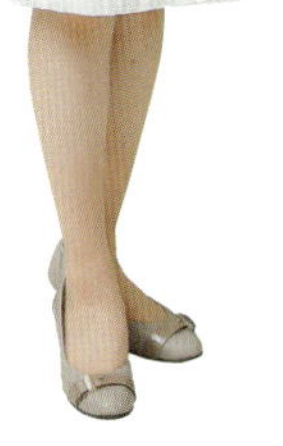

疲れはため込まない！「胸式呼吸」&こまめに関節ストレッチ

疲れがたまりやすいタイプ」と言う早田輝子さんが心がけているのは、すきま時間を使ったストレッチ。「壁を使ったストレッチや足首回し、しこ踏みで、こまめにカラダをほぐし、血流を良くすることで、疲れにくくなります。イライラしたときは、深い胸式呼吸で体中に酸素を送り込むと、気分まですっきり」。さらに野菜中心の食生活と、体調に応じた漢方薬で内側からもケア。「疲れやストレスを翌日まで持ち越しません」。

早田さんがすきま時間にやっている「疲れが取れるストレッチ」

1 壁を使って肩の関節を広げる

両手を上げ、壁にぐっと押しつけて肩の関節を広げる。「同時に頭をゆっくり後ろに反らせて、首を伸ばします。血流が良くなり、肩や首周りのこりを防ぐのに効果的」。

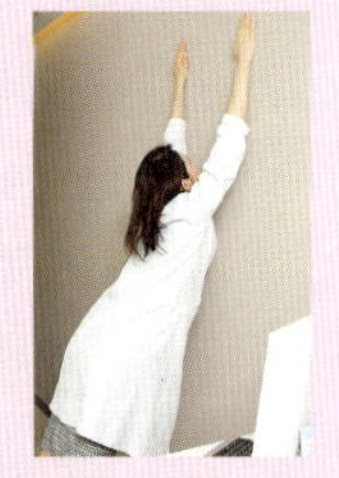

2 胸式呼吸で酸素を体全体へ送り込む

肋骨を広げるイメージで深く胸式呼吸。「肺全体を大きく使うことで、効率良く全身に酸素を送り込めるのが利点。老廃物が体外に排出され、疲れが取れてしゃきっとします」。

40歳

女性ライフクリニック新宿院長
早田輝子さん

内科医、循環器専門医。2001年、昭和大学医学部卒業、同循環器学教室入局。14年、新宿伊勢丹内にある女性ライフクリニック新宿院長に就任。10歳と6歳の2児の母。

早田さんの時間割

START!

5:30
白湯とフルーツで体を目覚めさせる

食べワザ

起きたらまず白湯を1杯飲んで胃腸を目覚めさせ、イチゴやキウイなどのフルーツでビタミンを補給。

7:00
具だくさんの味噌汁でビタミンやミネラルを補給

食べワザ

1品でたんぱく質、ミネラル、ビタミンを取れる、具だくさんの味噌汁を朝食の定番に。

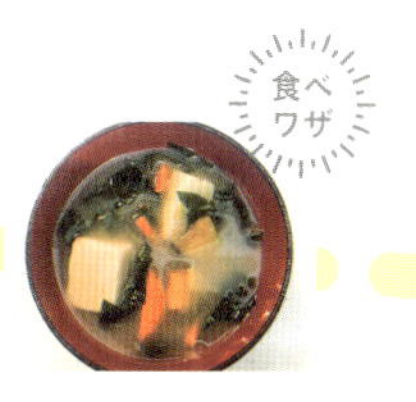

9:00
疲れに効く「補中益気湯（ホチュウエッキトウ）」などの漢方薬を服用

「補中益気湯」は倦怠感や体力の低下に有効。体調に応じ、胃腸の不調に効く「真武湯（シンブトウ）」やむくみを解消する「五苓散（ゴレイサン）」などを服用。

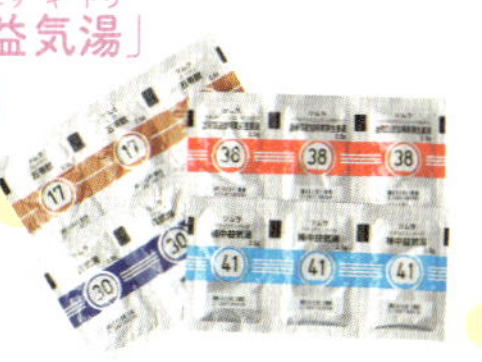

12:00
手作りのお弁当でたんぱく質をしっかり取る

食べワザ

血糖値が上昇しにくいように、たんぱく質と食物繊維を多めにし、食後の眠気を防ぐ。

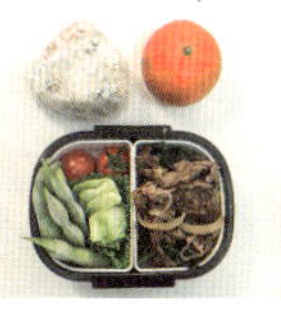

15:00
チーズやアーモンド小魚、ナッツをおやつ代わりに

食べワザ

おなかがすいたときは、食物繊維やビタミンEの豊富なドライフルーツやナッツをつまむ。糖質は取らない。

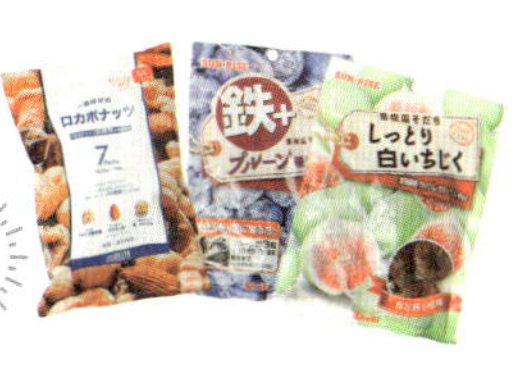

17:00
ビタミンBやアミノ酸豊富なホット甘酒で栄養チャージ

食べワザ

甘いものが欲しいときは、栄養豊富な甘酒をチョイス。「温めた豆乳を混ぜてもおいしい」。

19:00
圧力鍋を使った時短メニューで"疲労回復に効く野菜"を摂取

食べワザ

根菜類をまとめて圧力鍋で加熱し、サラダや炒め物にアレンジ。「ショウガやシソなど、疲れを取る食材も積極的に取ります」。

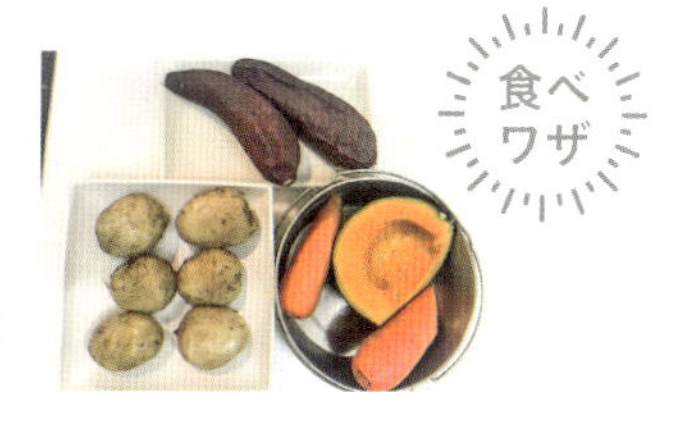

21:00
リラックスできるウッド系のアロマオイルを入れて入浴

心ケア

サンダルウッドやカモミールなど、リラックス効果のあるアロマオイルを垂らした湯船に20分以上つかる。

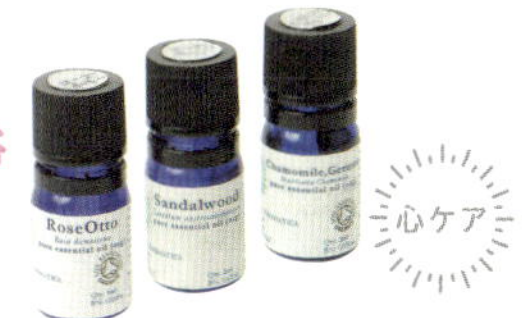

GOAL!

22:30
ヨガのポーズで体をほぐしてから就寝

睡眠力UP

22時半には寝て、7時間睡眠をキープ。「寝る前はヨガで体をほぐし、日中の疲れを取ります」。

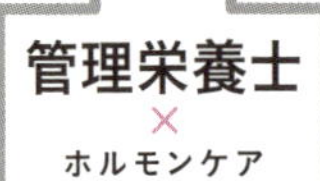

女性ホルモン力を高める食材で更年期も怖くない！

48歳

料理研究家・管理栄養士
関口絢子さん

川村短期大学食物学科卒業。自らの体調不良を食で克服した経験を踏まえ、「食から始めるアンチエイジング」をテーマに、女性が一生輝き続けるための食事法を紹介。

20～30代はPMS、40代には更年期の不調に悩まされてきた関口絢子さん。「ホルモンバランスの乱れが原因だと分かり、女性ホルモンの生成を促す大豆製品などの食材を積極的に取るようになりました」。40代半ばに体のだるさが続いたときは、栄養価の高い発芽豆乳を飲み続けたところ症状が治まり、よく眠れるように。アンチエイジング効果の高いエゴマ油などの食材や、抗酸化力の高い野菜のおかずも常備。「筋トレやランニングで成長ホルモンの分泌を促し、肌トラブルもありません」。

関口さんの時間割

START!

7:00

起床。余裕があるときはランニング＆入浴

体力UP

時間のある朝は30分ほど走った後、入浴で汗を流す。「続けていたら持久力がつき、疲れにくくなりました」。

8:00

発芽豆乳ラテで大豆イソフラボンを補給

朝食は発芽豆乳ラテ。コーヒーに発芽豆乳を入れ、食物繊維と乳酸菌を補う粉末、エゴマ油もプラス。「発芽豆乳を飲むようになってから肌ツヤが格段に良くなりました」。

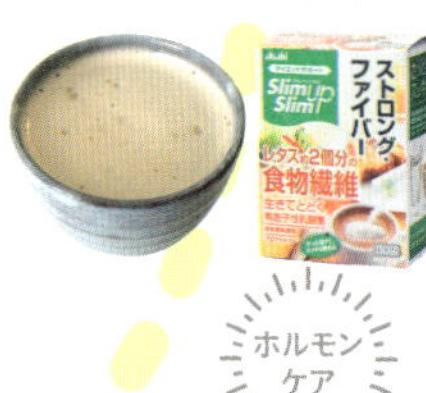

ホルモンケア

9:00

おなかがすくときはヨーグルトを

食べワザ

「コクのあるカスピ海ヨーグルトは間食にぴったり。甘みは血糖値の上がりにくいオリゴ糖やキビ砂糖、ハチミツでプラス」

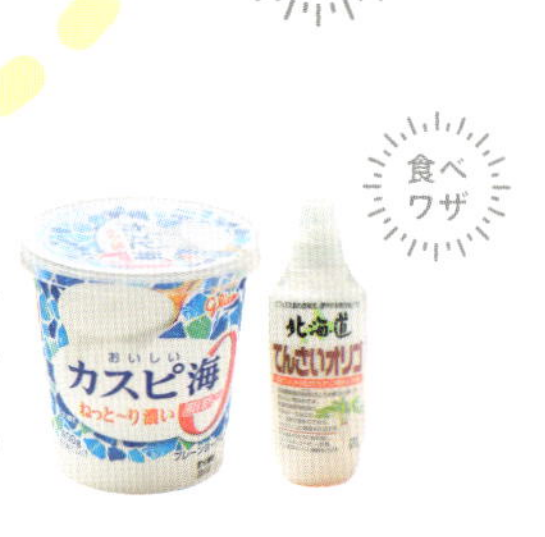

ホルモンケア

15:00
豆乳甘酒&カラダにいいおやつで小腹を満たす

午後の間食もヘルシーに。「発芽豆乳と甘酒を混ぜた豆乳甘酒は優しい甘さ。クルミはビタミンEの補給、ルテイングミは疲れ目対策に」。

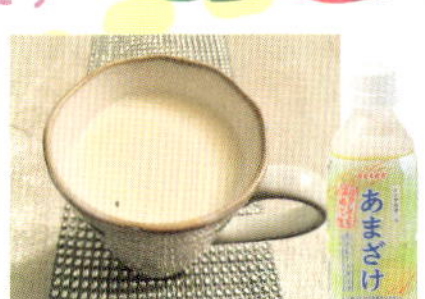

12:00
作り置きおかず&スープでランチ

食べワザ

夜の会食も多いため家での昼食は軽めに。「野菜はビタミン類や繊維質が豊富なので量を食べても大丈夫。根菜類で糖質も取れます」。

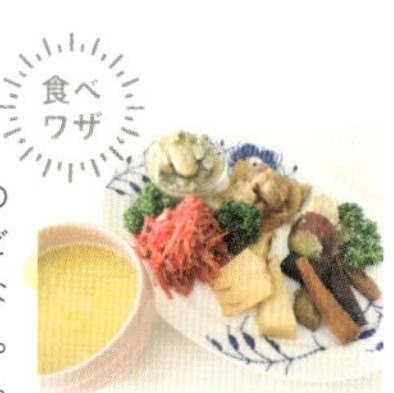

16:00
時間があるときに野菜中心のおかずを作り置き

「色の濃い野菜は抗酸化力が高いので、ポリフェノールの多い紫ニンジンをグラッセやラペにして活用。タケノコや金時芋は煮物に」

食べワザ

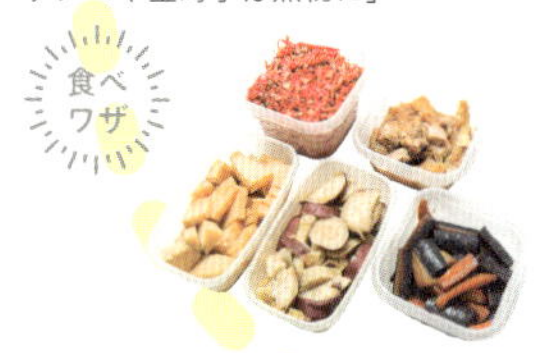

関口さんが常備する
「女性ホルモン力アップの食材」

発芽豆乳は女性ホルモンと似た働きをするイソフラボン、脳をリラックスさせるギャバが豊富。エゴマ油は抗炎症作用のあるオメガ3、すりゴマはビタミンE、カキは亜鉛、オイルサーディンは骨粗鬆症を防ぐビタミンDを含む。

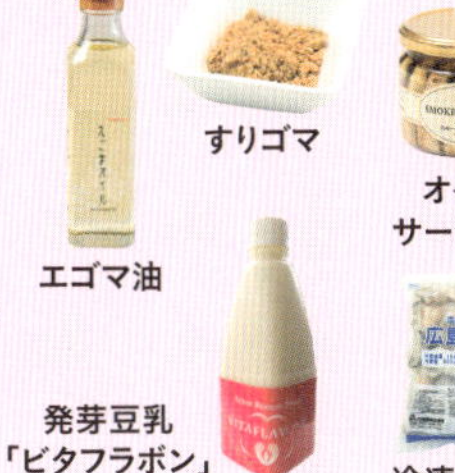

エゴマ油

すりゴマ

発芽豆乳「ビタフラボン」

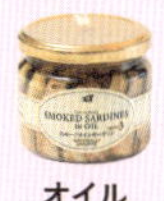

オイルサーディン

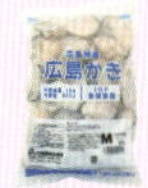

冷凍カキ

19:00
肉&野菜&黒米でしっかりごはん

夕食は鶏と根菜のトマトカレーに、冷凍しておいた黒米入りご飯。「夕食時の軽めの糖質は、睡眠中に体の機能を回復させるエネルギー源になるようです」。

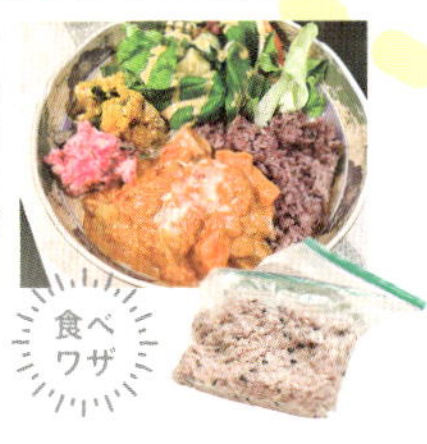

食べワザ

22:00
食に関する本を読んで最新情報を収集

読書で食の知識をアップデート。「情報を取捨選択し、自分の指針がぶれないようにしています」。

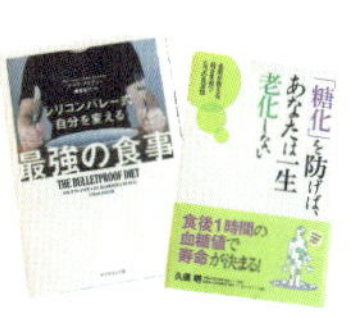

『「糖化」を防げば、あなたは一生老化しない』（久保明著／永岡書店）、『シリコンバレー式 自分を変える最強の食事』（デイヴ・アスプリー著／ダイヤモンド社）

GOAL!
23:00
プッシュアップバーで体幹を鍛える

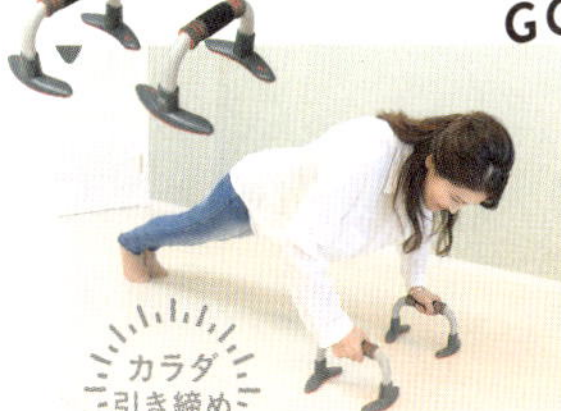

カラダ引き締め

効率良く腕立て伏せができ、体幹を鍛えられるプッシュアップバー。「筋トレをすると成長ホルモンが分泌され、美肌にも効果的です」。

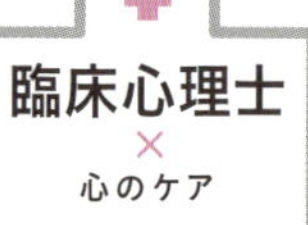

目の体操でストレスを持ちこさない！

松島さんの時間割

START!

7:00

起床後、1杯の水でミネラル補給

「水はいろいろ試してきましたが、ナトリウム、カルシウムなど必要なミネラルが補給できる『プレミアムウォーター』がお気に入りです」

8:00

速足＆大股で通勤。歩きながら看板を意識し「周辺視」を鍛える

心ケア

「通勤時はカロリー消費を意識して大股で速歩き。歩行中は看板を瞬時に読み取ることを意識して、『周辺視』を強化。物事を広い視野で捉えられるように」

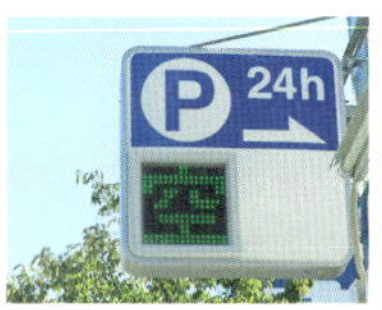

©PIXTA

松島さんが

「いつもやっている目の体操」

1 「眼球運動」で脳の前頭前野を活性化

左右の5指を順番に焦点を合わせていく目の体操。「感情処理をしやすくします」。顔から30cm話して両手の指5本を立て、左手親指の爪→右手親指の爪のように、順に左右人差し指、中指…と目だけで追いかける。

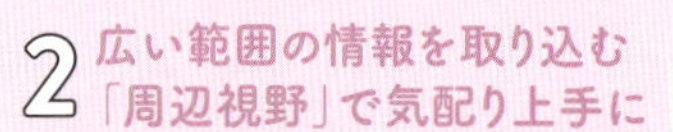

2 広い範囲の情報を取り込む「周辺視野」で気配り上手に

紙の中心に焦点を合わせたまま、周辺の文字を読む。「一度に取り込める情報量が多くなり、気配り力アップ」。

3 手前と奥を交互に見て「素早くピント合わせ」ができるように

「ピントが合いにくいと集中力も持続しにくい」。顔の手前と奥で親指をたて、交互に見る。最初はゆっくりでいいので、指にしっかりピントを合わせてから次の指を見て。

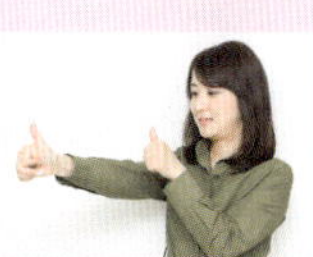

45歳

国際メンタルビジョントレーニング協会 代表
松島雅美さん

メンタルビジョントレーニングの考案者で、プロアスリートにも指導を行う。著書に『1日5分でアタマとココロがすっきりする眼球体操』（セブン＆アイ出版）。毎月入門講座を開講。

9:00

好きな花と香りのある空間で仕事をスタート

心ケア

フレグランスはワインの香り。「五感それぞれに"快"を感じるものを置くこともメンタルケアになります」。

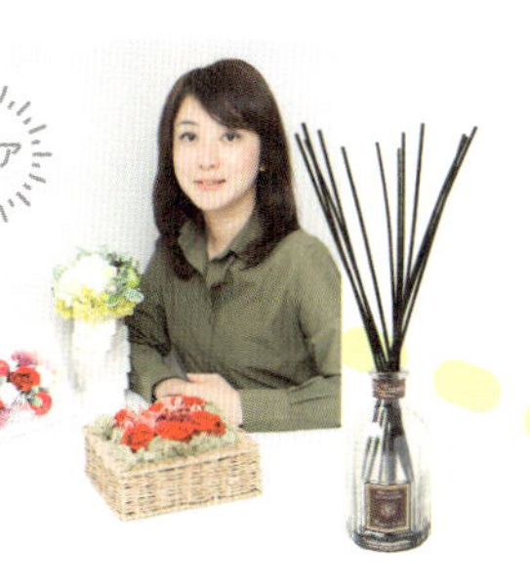

11:00

天井を見上げて目と首のストレッチ

「長時間の前傾姿勢は脳への血流が悪くなります。首のストレッチも兼ねて天井を見上げ、天井のラインを目でたどるなど目を大きく動かします」

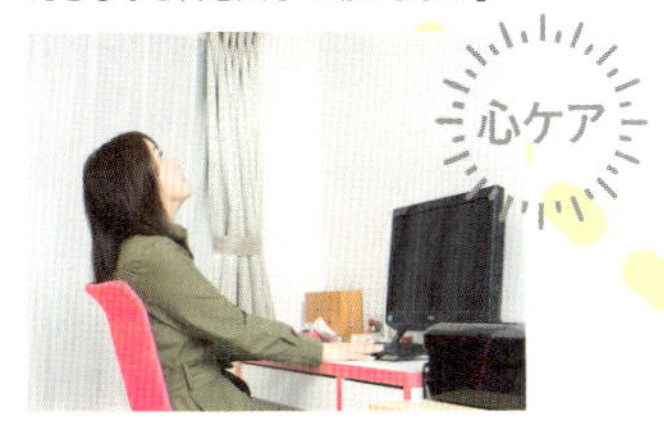

心ケア

13:00

好きな香りでリフレッシュ

フローラル系のハンドクリームを愛用。「香りは、自律神経に作用し、作業効率UPやリラックスに効果があります」。

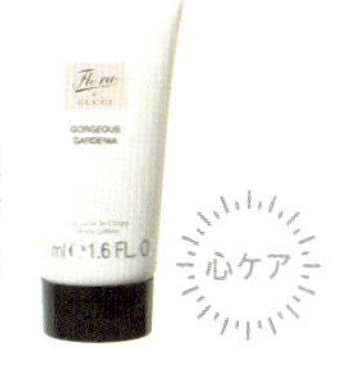

心ケア

15:00

疲れた目と首を温めるリラックスタイム

「目の動きに関わり、副交感神経の性質も持つ動眼神経。目を温めることで、副交感神経が働きリラックス。首も温めると効果UP」

心ケア

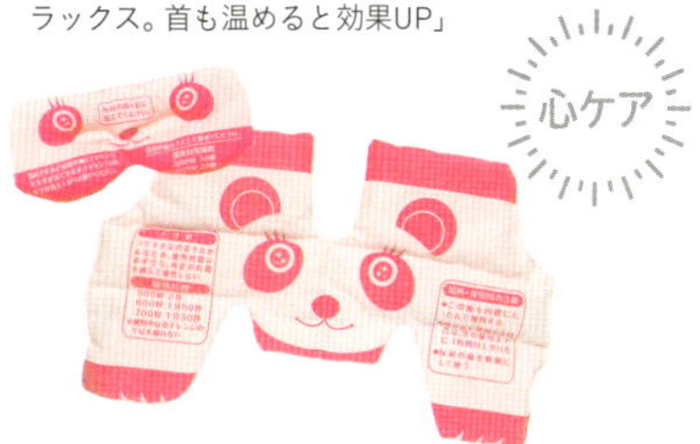

19:00

緊張を和らげるアラキドン酸&トリプトファンを含む食品を夕食に

心ケア

「例えば広島焼きはアラキドン酸を含む豚肉・卵とトリプトファンを含むチーズなどを同時に取れます」

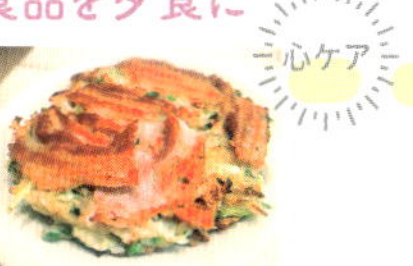

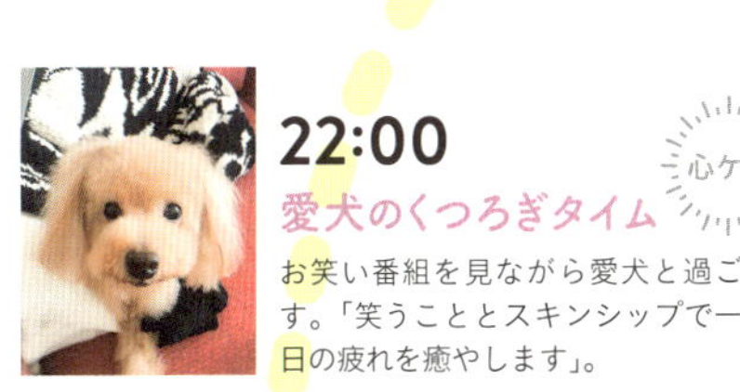

22:00

愛犬のくつろぎタイム

心ケア

お笑い番組を見ながら愛犬と過ごす。「笑うこととスキンシップで一日の疲れを癒やします」。

GOAL!

23:00

テンピュールのマットレスで就寝

睡眠力UP

「睡眠は心身の健康の基本となる大切な時間。テンピュールのマットレスで、眠りの質が上がりました」

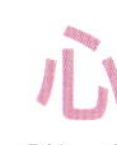

心をコントロールするのは脳。脳が適切に情報処理できる元気な状態なら、不安や緊張に心が左右されません」と松島雅美さん。パフォーマンスを上げるケアとして、広めたいのが"目の体操"だ。「私たちは情報の8割を目から取り込みます。PC作業で狭くなりがちな視野を広げるなど、目の働きを良くする体操を行って」。イライラしたときも、「おいしいものを食べよう」などと気持ちが「快」に切り替わる行動をとれれば、ネガティブな感情が長引かない。「脳疲労を取る睡眠も大事にしています」。

だるさ、イライラ、不眠、頭痛…

その不調、「自律神経の乱れ」が原因かも!?

働く女性のさまざまな不調を引き起こしていると考えられるのが、自律神経の乱れ。自律神経の仕組みを知り、不調改善につなげましょう。

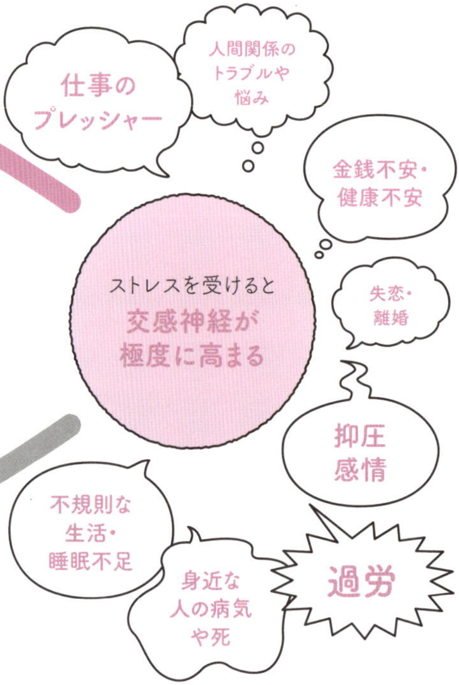

慢性的なストレスで自律神経が乱れがちに

肩こりや頭痛、だるさ、イライラ、落ち込み…こうした不調に大きく影響しているのが、自律神経の乱れだ。自律神経とは、心臓や消化器官など体の各機能を動かす神経。自分の意思とは無関係に、必要に応じて自動的に体の機能を調整している。

自律神経には、日中や緊張しているときに働きが高まる交感神経と、休息時や睡眠中に働きが高まる副交感神経とがある。

「2つの神経は、環境や体の状態、感情などに応じて脳の視床下部からの指令を受け、バランスを取りながら働きます。しかし慢性的なストレスや過度のストレスがあると、緊張信号が出っ放しになり視床下部の働きが混乱。交感神経と副交感神経が適切に働かなくなり、体の各器官にさまざまな不調を引き起こします」。と、東急病院心療内科医長の伊藤克人さん。

「ストレスの原因を取り除くための生活習慣や心の持ち方を意識することで、自律神経のバランスが整ってきます」とは山王病院心療内科部長の村上正人さん。ストレスへの上手な対処が自律神経を整える鍵と心得て。

仕事のプレッシャー

人間関係のトラブルや悩み

金銭不安・健康不安

ストレスを受けると
交感神経が極度に高まる

失恋・離婚

抑圧感情

不規則な生活・睡眠不足

身近な人の病気や死

過労

この人たちに聞きました

東急病院 心療内科医長
伊藤克人さん → p.40

順和会 山王病院 心療内科部長
村上正人さん → p.80

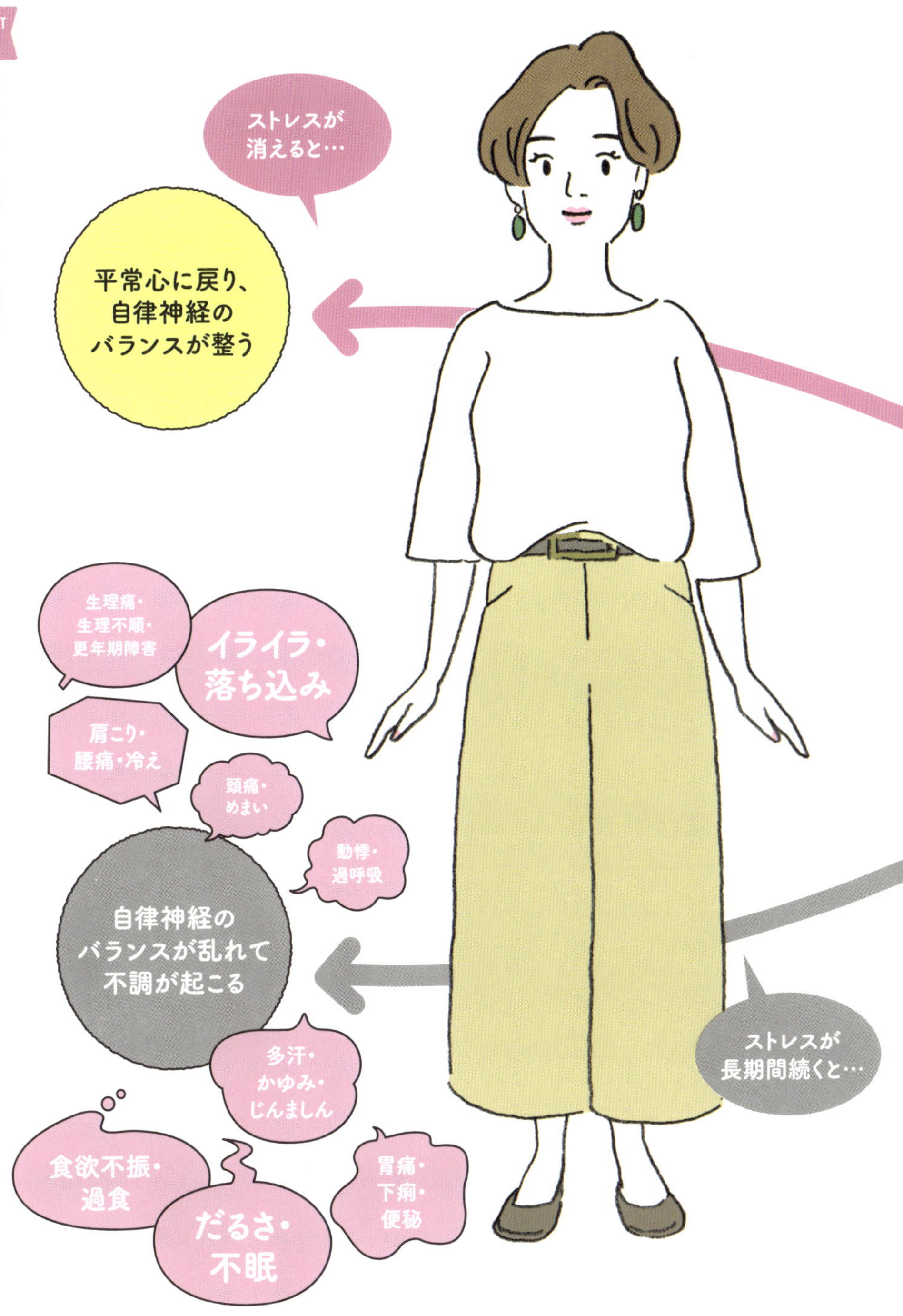
ストレスが
消えると…
平常心に戻り、
自律神経の
バランスが整う
生理痛・
生理不順・
更年期障害
イライラ・
落ち込み
肩こり・
腰痛・冷え
頭痛・
めまい
動悸・
過呼吸
自律神経の
バランスが乱れて
不調が起こる
ストレスが
長期間続くと…
多汗・
かゆみ・
じんましん
食欲不振・
過食
だるさ・
不眠
胃痛・
下痢・
便秘

自律神経ってどんな働きをするの？

自律神経

自分の意思とは無関係に、体の各機能を調整する神経系

交感神経

どんなときに活発になる？

- 緊張・興奮しているとき
- 体を動かしているとき
- ストレスを感じているとき

交感神経が優位になると？

- 汗がたくさん出る
- ドキドキする
- 胃腸の働きが抑えられる

副交感神経

どんなときに活発になる？

- リラックスしているとき
- 食事をした後
- 眠っているとき

副交感神経が優位になると？

- 眠くなる
- 呼吸が穏やかになる
- 胃腸の働きが活発になる

自律神経が正常に働くときの 1日のリズム

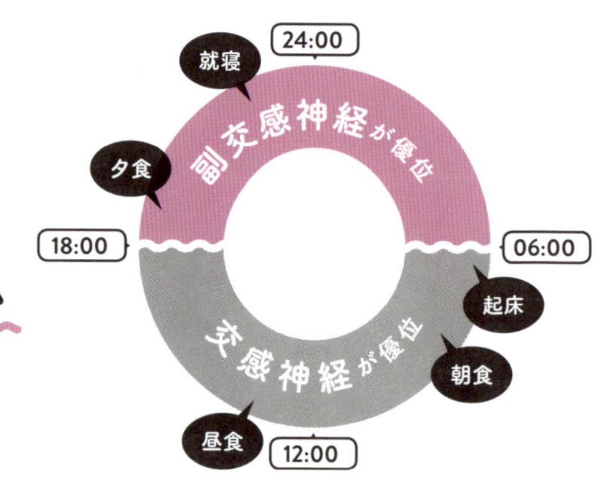

「ミスしたかも!?」と思ったら冷や汗が出るのはなぜ?

仕事の重大なミスに気づいたとき、理性を司る大脳新皮質が緊急事態を把握し、情動を司る大脳辺縁系で不安や緊張の感情が生まれる。それが視床下部に伝わり、視床下部の指令で交感神経の働きが高まって、汗が出てくる。

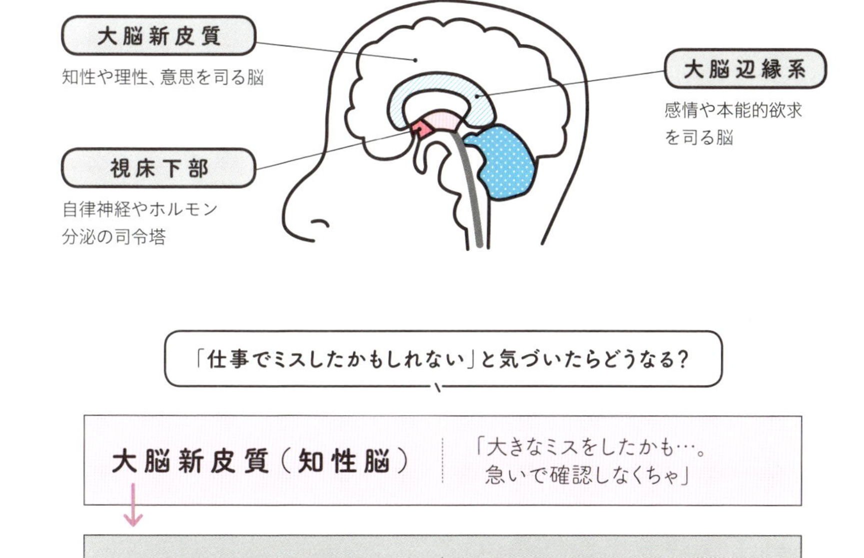

「仕事でミスしたかもしれない」と気づいたらどうなる?

大脳新皮質(知性脳)	「大きなミスをしたかも…。急いで確認しなくちゃ」
↓	
大脳辺縁系(情動脳)	不安や緊張の感情が高まる
↓	
視床下部	交感神経を働かせる指令を出す
↓	
各器官	動悸や発汗が始まる

ガチガチの思考を緩めれば、心も体もラクになる

自律神経が整う！「考え方のクセ」の直し方

ストレスの影響を強く受ける人ほど、自律神経が乱れがちに。
「考え方のクセ」を変えることで、ストレスの対処法を身に付けましょう。

思考の偏りを見直して ストレスを増大させない

日常生活で直面する多様なストレス。その対処がうまくいかないと、自律神経のバランスが乱れ、倦怠感や抑うつ症状など、さまざまな不調が現れることも。

「自律神経を乱しやすい人のストレスの受け止め方は、大きく2タイプに分かれます。ストレスを大きく膨らませる神経症タイプと、ストレスを無視して頑張りすぎる過剰適応タイプ。2タイプを併せ持つ人もいます」と話すのは、山王病院心療内科部長の村上正人さん。

どちらのタイプにも、背後には「ストレスの受け止め方の偏り」があるという。そこで村上さんが勧めるのが「考え方のクセ」の修正。

「自分のストレスが増大するとき、どんな考え方に陥っているかを見極めることで、〝クセ〟が見えてきます」

無意識にやってしまいがちな言動から思考の偏りを自覚し、少しだけ角度を変えて捉え直すことで、ストレスにうまく対処でき、心と体がラクになるはず。次ページからのタイプ別の思考法や、考え方のクセの直し方を参考にしてみて。

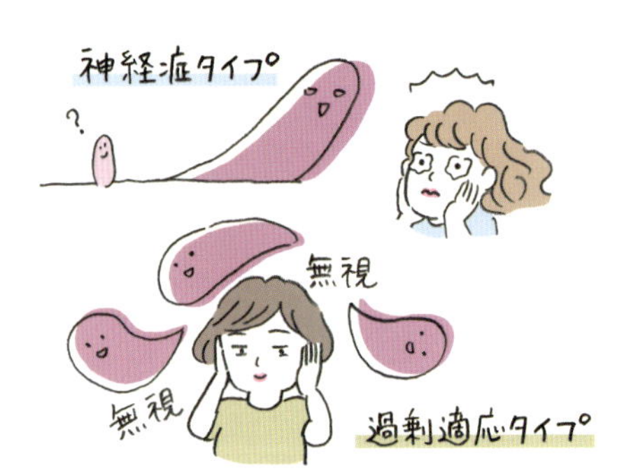

この人に聞きました

順和会 山王病院 心療内科部長
村上正人さん

日本大学医学部卒業。心身症、ストレス関連疾患、慢性疼痛などの心身医学を専門とする。国際医療福祉大学教授、日本ストレス学会副理事長も務める。共著に『最新版 自律神経失調症の治し方がわかる本』（主婦と生活社）など。

自律神経を乱しやすい

2つのタイプ

TYPE 1

神経症タイプ

↓

心の不調が起こりやすい

ささいな出来事や人間関係のストレスに強く反応し、問題を膨らませてしまうタイプ。「やる気の低下、慢性的な疲労感などが出やすいですが、重い体の症状が出ることはさほどなく、むしろメンタルの不調が前面に出てきます」。不安や緊張が強く、イライラや落ち込みに悩みやすい。

TYPE 2

過剰適応タイプ

↓

体の不調が起こりやすい

「何事も完璧にこなしたい」「目標を達成したい」と思うあまりに頑張りすぎてしまうタイプ。「自分はストレスに強いと思い込んでいるので、休みたい、眠りたいという欲求を封じ込めてしまう。心よりも体に不調が表れます」。頭痛、下痢や腹痛、生理不順など、症状は多岐にわたる。

おすすめの思考法

何事も「2:1」で許す

小さなストレスに対して、「私はダメ」「あいつは許せない」と全否定で捉えがちな神経症タイプは、「物事も人付き合いも、2:1で捉えるとラクになります」と村上さん。相手の許せない部分が「2」あるとして、許せる部分を「1」見つけてみることで、気持ちが少し落ち着くはず。

「いい加減」力を鍛える

「過剰適応タイプは、心の底で『自分の存在を他人が受け入れてくれる』という自信が持てないために、高い評価を得たくて無理をしがちです」。「不完全でもいい」「ありのままの自分でいい」と今の自分を捉え直し、全力で頑張らない"ちょうどいい加減"を見つけるよう意識して。

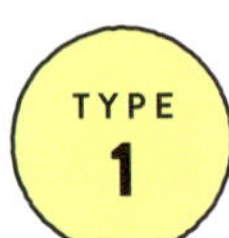

神経症タイプの「考え方のクセ」の直し方

KUSE 1

「0か100か」思考

こんなことを言いがち

「あの人のすべてが嫌い」

こう変えよう

「あの人のここはいいけれど、ここは苦手」

物事を0か100か、良いか悪いかの両極端で捉えるため、一度「嫌い」と思った人とは接する時間すべてがストレスになる。"完璧な人間などいない"と考え、苦手な部分と許せる部分とを分けて捉えてみよう。

KUSE 2

「全部ダメになる」思考

こんなことを言いがち

「結婚しなければ、絶対幸せになれない」

こう変えよう

「結婚しなくても、幸せに生きる道はある」

たった1度の失敗で「私はいつも失敗する」など、良くないことが1つでもあると「人生すべてがそうなる」と強く思い込んでしまう。偏ったものの見方に気づき、「別の考えはない？」と見直してみて。

「ネガティブ探し」思考

こんなことを言いがち

「彼からLINEの返事が遅いことがあって不安…」

こう変えよう

「きっと仕事で忙しいんだろう。録画したドラマでも見て待っていよう」

物事のネガティブな面に敏感で、悲観的なストーリーを描く。褒められても「たまたまうまくいっただけ」と、後ろ向きに解釈しがち。悪い面ばかりを探さずに、いい面を見つけるクセを身に付けよう。

「〜べき」思考

こんなことを言いがち

「上司は部下の気持ちに配慮するのが当然。あの人は上司失格！」

こう変えよう

「上司も忙しいんだから、部下の気持ちに気が回らないこともあるよね」

「〜すべき」「〜でなくてはならない」といった思い込みが強いため、自分にも他人にも厳しくなりがち。「人は失敗することもある」「世間の常識が正しいとは限らない」と、柔軟に考える意識を持とう。

「自分のせい」思考

こんなことを言いがち

「商談が成約しなかったのは、私の営業力が足りなかったせいだ」

こう変えよう

「成約しなかったのは、取引先のタイミングと合わなかったからだ」

仕事や人間関係でうまくいかないことがあると、自分の言動と強引に関連づけて自分を責め、罪悪感にさいなまれてしまう。自分にばかり原因を求めずに、「別の要因もあったのでは？」と視点を変えてみて。

TYPE 2 過剰適応タイプの「考え方のクセ」の直し方

パーフェクト思考

こんなことを言いがち

「資料は完璧に作らないと、
気が済まないんだよね」

こう変えよう

「不完全な資料でも、
ポイントが
伝わればいいかな」

仕事に対して目標を常に高く掲げていて、それを達成できない自分を許すことができない。それぞれの仕事で求められていることは何かを客観視してみて、高すぎる目標は「適正なレベル」に下げる工夫を。

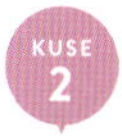

サイボーグ思考

こんなことを言いがち

「1～2日くらい徹夜しても、
体には影響はないよ」

こう変えよう

「体を壊したら
仕事もできなくなるから、
無理せず休まないと」

頑張ろうと思う気持ちが強すぎるあまり、疲れや眠気を感じなくなって無理をしてしまい、体調を悪化させる原因に。自分の体力を過信せず、適度に休むことで仕事の効率も上がることを認識しよう。

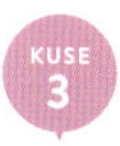

外見コンシャス思考

こんなことを言いがち

「見た目を磨いていないと、
周囲に評価されない」

こう変えよう

「自然のままでも、
周囲の評価は
変わることはない」

周囲の評価が気になる人ほど、仕事内容だけでなく外見にもとらわれがち。少々手抜きに思えるくらいの服装やメイクでも相手の態度が変わらないことを実感すれば、さほど周囲の反応も気にならなくなる。

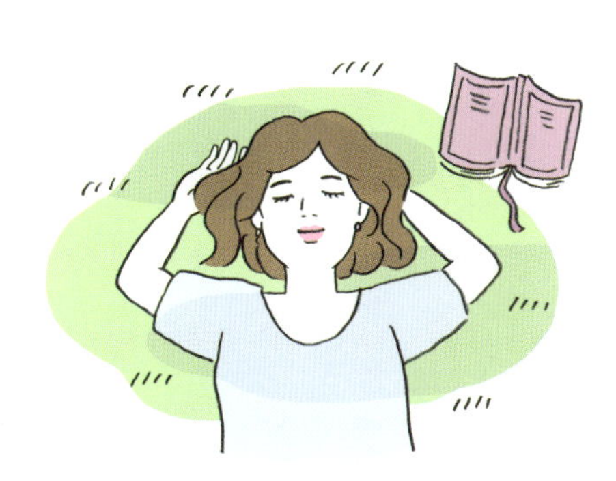

35歳が
変わり目です

女性ホルモンを知って健康&キレイをキープ!

女性ホルモンは、妊娠、出産に関わり、美容や健康維持にも大切なもの。一方で、うつうつ、イライラ、だるい…など不調の原因にも。心と体に影響を与えるのが女性ホルモンだからこそ、年代別に変わっていく状態を知って、健康管理に役立てましょう。

この人に
聞きました

女性医療クリニック・
LUNAグループ理事長
関口由紀さん

横浜市立大学医学部泌尿器科などを経て、2005年に横浜元町女性医療クリニック・LUNAを開業。08年Leading Girls女性医療クリニックLUNAグループ理事長となる。著書に『女性ホルモンの力でキレイをつくる本』(朝日新聞出版)など。http://www.luna-clinic.jp/

女性ホルモンの状態は、35歳がターニングポイント

気分が落ち込む、めまいがする、疲れが取れない…。原因不明の〝なんとなく不調〟は、女性ホルモンの影響かもしれない。

女性ホルモンとは、卵巣から分泌されるエストロゲンとプロゲステロンの2種類のホルモンのこと。一定のリズムで分泌され、月経周期をつくり、妊娠・出産に関わる。また、美肌や健康維持の役目も果たしている。

「女性ホルモンは、女性に欠かせないものですが、一方で、分泌量が多すぎても少なすぎても不調の原因に。女性ホルモンを味方につけるには、ホルモンバランスを整えること、その人にとってちょうどいい量が一定のリズムで分泌されることが大切です」と、女性医療クリニック・LUNAグループ理事長の関口由紀さんは話す。

ホルモンバランスを整えるには、就寝や食事の時間を決めるなど規則正しい生活が望ましい。「ただ、20代後半から30代前半はホルモンバランスが安定している時期なので、多少の無理は利きます。キャリアを考えて〝がむしゃら〟になるなら、この時期ですね」と言う。

年代により変化する女性ホルモンのターニングポイントは35歳。「分泌量は徐々に減り、自律神経が乱れやすくなる。徹夜をしたりストレスをためたりすることが、ホルモンバランスの崩れにつながります。ホルモンの変動に体調も左右され、めまいなど〝プレ更年期〟の症状が出ることも。35歳を過ぎたら、〝がむしゃら〟から、規則正しい生活をしながら質で勝負する働き方にシフトしましょう」。

45歳以降は「更年期」。女性ホルモンが急減し、のぼせやほてりなどの更年期障害が現れることもある。

「規則正しい生活を心がけ、無理をしないこと。体力を補強する食事を取り、必要に応じてサプリメントやホルモン補充療法を活用しましょう」。女性ホルモンとは年齢に応じた付き合い方をしよう。

気分と健康を左右する 女性ホルモンって何？

卵巣から分泌されるエストロゲンとプロゲステロンの2種類がある。
月経周期を作り、妊娠・出産、さらに美容と健康の維持にも関わる。その一方で、
うつうつ、イライラ、便秘やむくみなどの不調にも関係。
女性の心と体を左右するホルモンともいえる。

妊娠維持に活躍！

プロゲステロン（黄体ホルモン）

- 受精卵の着床のために子宮内膜を整える
- 妊娠の継続を助ける
- 乳腺を発達させる
- 基礎体温を上昇させる
- 食欲を増進させる
- 体内の水分を保つ

心身を健やかに保つ

エストロゲン（卵胞ホルモン）

- 女性らしい丸みをおびた体をつくる
- コラーゲンの精製を助け、肌や髪のハリや潤いを保つ
- 骨の密度を保つ
- コレステロールを調整して動脈硬化を防ぐ
- 代謝を促進する
- 精神状態を安定させる
- 脳を活性化して、記憶力や集中力の低下を防ぐ

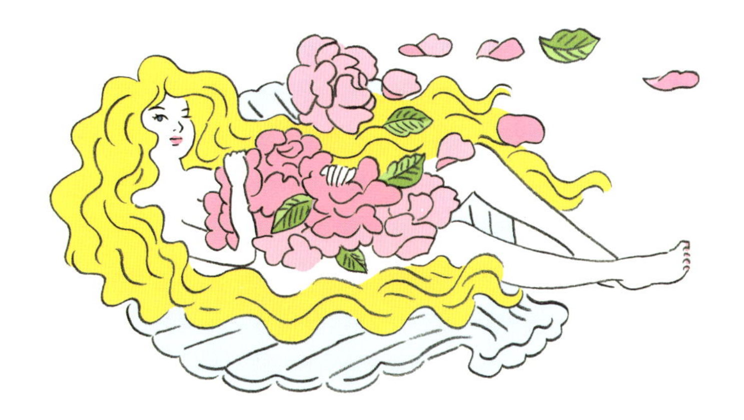

考える「キャリアと健康」

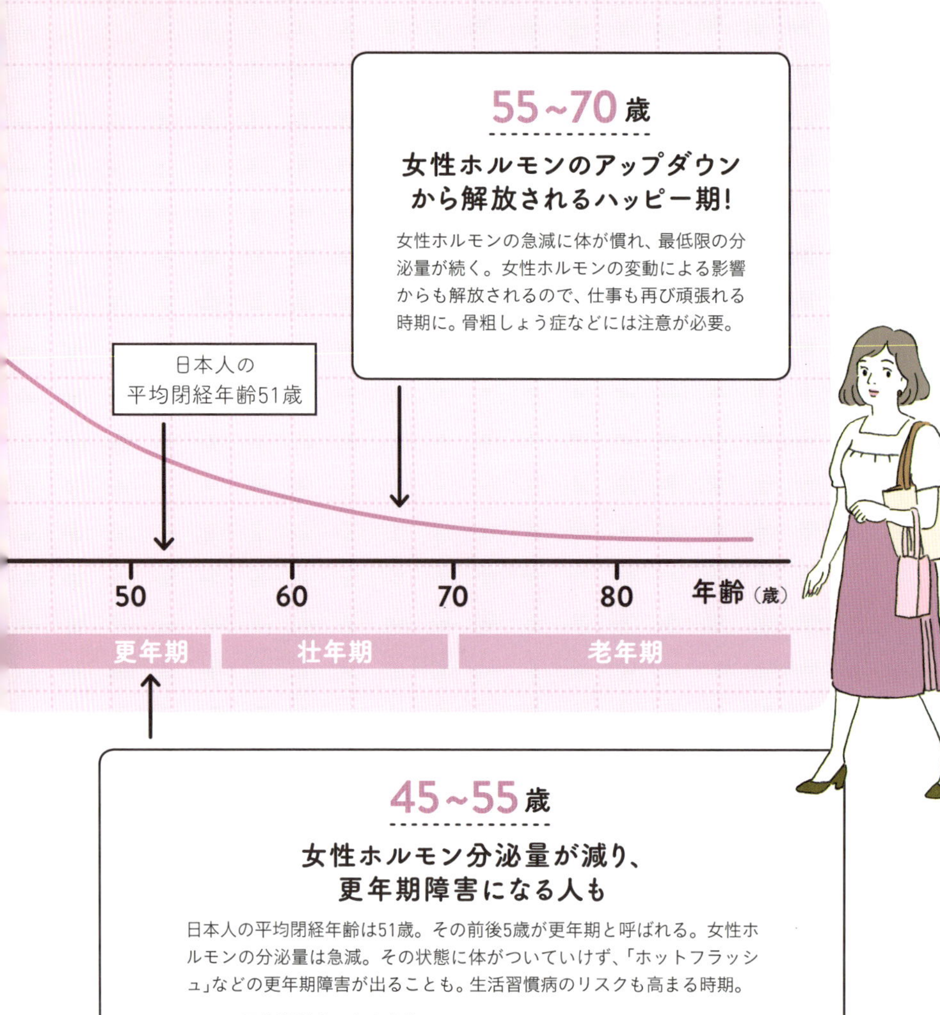

45~55歳

女性ホルモン分泌量が減り、更年期障害になる人も

日本人の平均閉経年齢は51歳。その前後5歳が更年期と呼ばれる。女性ホルモンの分泌量は急減。その状態に体がついていけず、「ホットフラッシュ」などの更年期障害が出ることも。生活習慣病のリスクも高まる時期。

更年期障害の主な症状

- ホットフラッシュ(のぼせ、ほてり、多汗)
- 腰や手足の冷え
- 息切れ、動悸(どうき)
- 頭痛、めまい、吐き気
- 気力や集中力が低下
- 怒りやすく、イライラする
- クヨクヨし、憂鬱になる
- 肩こり、腰痛、手足の痛み
- なかなか眠れない

更年期の症状がつらいなら…

HRT(ホルモン補充療法)で改善することが多い。2~3週間で症状の改善が見られるので、我慢せず婦人科や女性クリニックへ。

女性ホルモンで

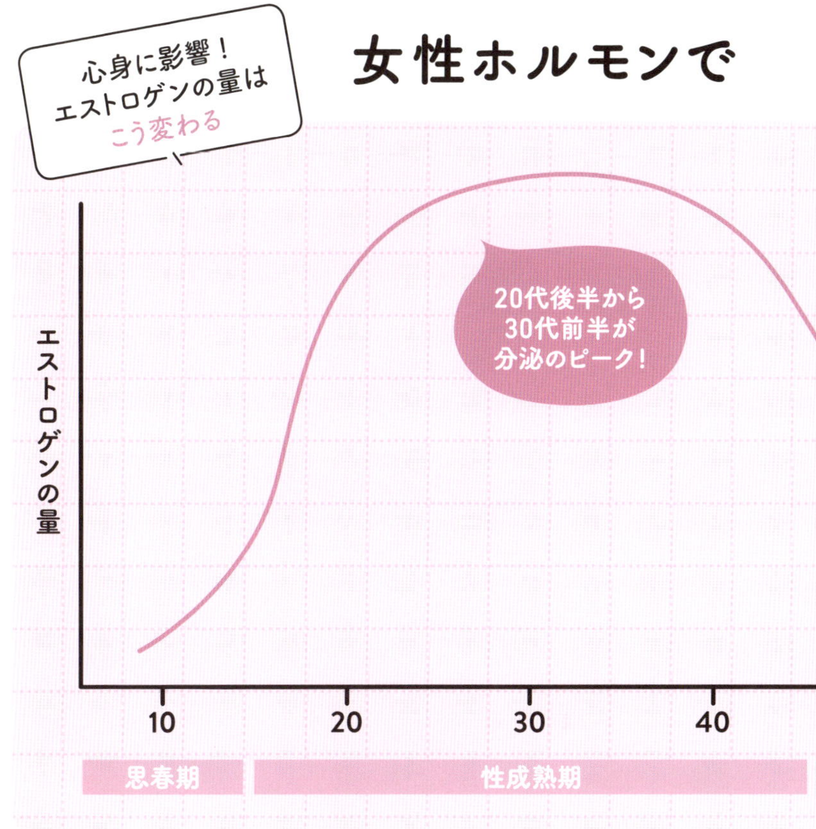

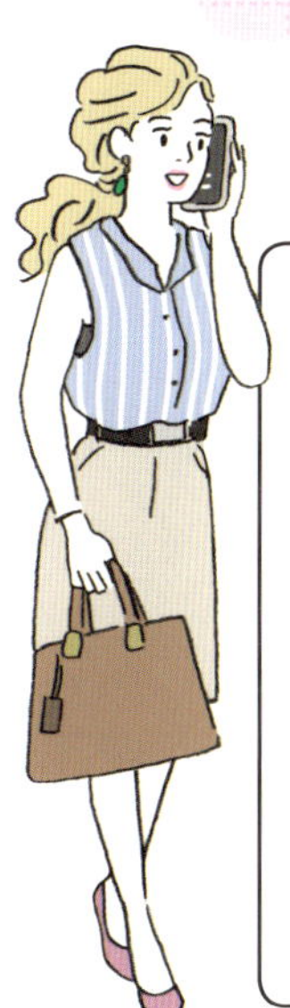

20代前半～35歳

無理が利く＆妊娠しやすい時期は“やりたいこと”に邁進

女性ホルモン分泌のピークを迎え、ホルモン量も安定。仕事に邁進できる一方、妊娠しやすい時期でもある。子供を望むなら、第1子はこの時期までに妊娠するのが理想。キャリアと人生とを考えて。

35～45歳

体力の衰えを急激に実感！健康を軸に生活を改善する

35歳を境に女性ホルモンの分泌量が減少。不摂生やストレスでホルモンバランスを崩しやすく、蓄積した疲労で、ホルモン変動にも過敏に。更年期のような症状が現れることも。生活を見直す時期。

積極的に取りたい食品

「腎」を補う食品

「腎」は、漢方で生命エネルギーが蓄えられる場所で、女性ホルモンの働きにも影響する。食事で腎のパワーを補おう。

例えば

キャベツ、山芋、しいたけ、セロリ、肉、ドジョウ、エビ、黒豆、ゴマ、クルミ、海草類、シナモン、山椒

大豆イソフラボン

体内でエストロゲンと似た働きをする大豆イソフラボンは、更年期障害の低減に効果が。40代以降は積極的に取ろう。

例えば

豆腐、煮豆、きな粉、高野豆腐、油揚げ、豆乳、納豆、醤油、味噌

カルシウムとビタミンD

40代以降は、骨密度が低下。骨粗しょう症のリスクがアップ。骨を作るカルシウムとビタミンDを。

カルシウムは…

牛乳やチーズなどの乳製品、豆腐や納豆などの大豆製品、小エビ、小魚、海草、緑黄色野菜

ビタミンDは…

鮭、サンマ、イワシ、サバ、きくらげや干ししいたけなどのきのこ類

時間や量を考え
"負担"をなくす

食事

体が一定のリズムで働くことで、ホルモンバランスも整う。食事は、日によって回数、時刻を変えず、毎日「規則正しく」を心がけて。胃腸に負担をかける大食いもNG。

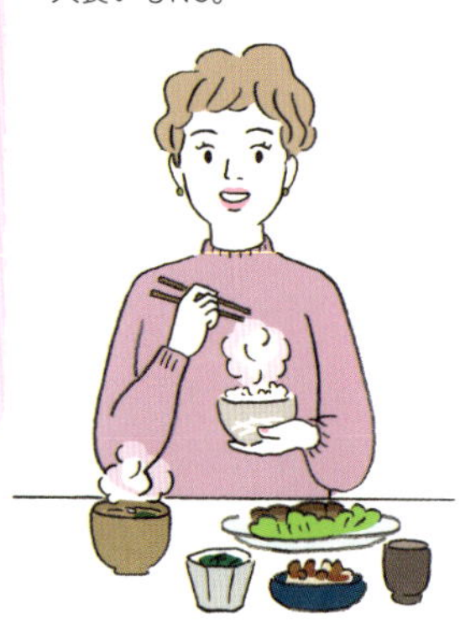

整える生活習慣

女性の若々しさや健康を守ってくれる
女性ホルモンも、年齢とともに
そのパワーは下降線に。できるだけ
その力を引き出し、維持するには、
日々の生活習慣が大切。「温める」「潤す」
「癒やす」をキーワードに毎日を見直しましょう。

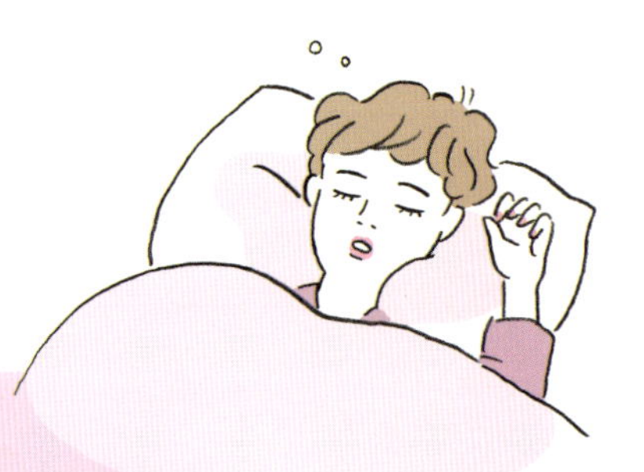

睡眠の質を上げる8のルール

1. 決まった時間に起き、朝日を浴びて、朝食を取る。
2. 毎日決まった時間に布団に入る。
3. 夕食は寝る3時間前までに済ませる。
4. 入浴は寝る1時間前までに済ませる。
5. 寝る1～2時間前を目安に、適度な運動をする。
6. 寝る1時間前から照明を暗くし、リラックス。
7. 寝る直前までスマホやパソコンを見ない。
8. アルコールやカフェインは寝る1時間前までに。

体内時計を整える

睡眠

睡眠は疲れた体の最大の「癒やし」。女性ホルモンの減少は不眠の一因に。朝の光を浴びて、体内時計のリセットを。14～16時間後に自然な眠気が訪れ、睡眠のリズムが整う。

1日20分程度の
ウオーキングから!

運動

ウオーキングは全身の筋肉を使い、血流をアップさせる。体を「温める」効果で、冷えを解消。卵巣機能の活性化も期待できる。40代以降は尿漏れ対策に骨盤底筋も鍛えたい。

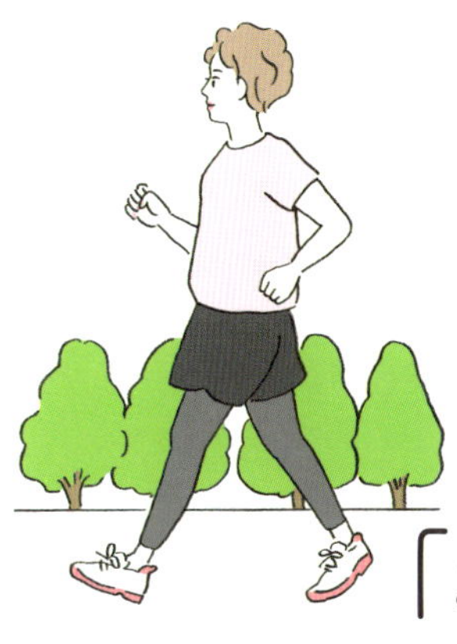

「骨盤底筋」
トレーニングも積極的に

骨盤底筋とは?

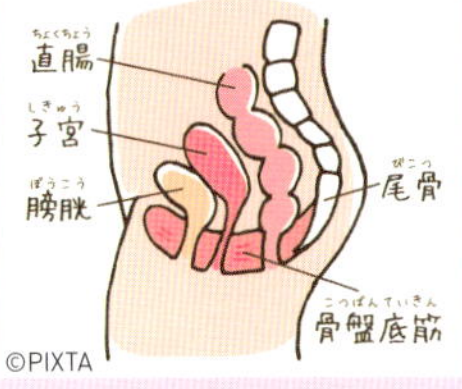

骨盤底筋は、骨盤内の臓器を支える筋肉。尿道、膣、肛門を締める役割で、緩むと尿漏れの原因に。

＼鍛え方／

1. 肛門を締める
肛門をキュッと締める。

2. 膣を締める
尿を途中で止める感覚で、膣を締める。

3. 骨盤底筋をお腹の中に引き込む
息を吸って、骨盤底筋をお腹の中に引き込む感覚で、息を吐く。入浴時、膣に触れながら行うと効果的。

キーワードは
「温める」「潤す」「癒やす」

「ホルモンバランス」を

入浴時の「乳がんセルフチェック」を習慣に

入浴前
＼鏡を使って見た目をチェック／

- 乳房の大きさや形に変化はないか
- 腫れているところはないか
- へこんだり、ひきつれたりしているところはないか
- 色が変わっているところがないか
- 湿疹（しっしん）やただれができているところがないか
- 乳頭がへこんでいないか
- 乳頭から分泌液が出ていないか

入浴前
＼素手洗いでチェック／

- 4本の指の腹で乳房を押しながら、円を描くように滑らせたり、縦横に滑らせたりして、乳房全体を残さず触る。
- 乳がんの50％近くが、外側の上部に発生。鎖骨の下から脇の下までを触る。
- 泡を洗い流した後、乳首をつまんで分泌液が出ないかを確認。

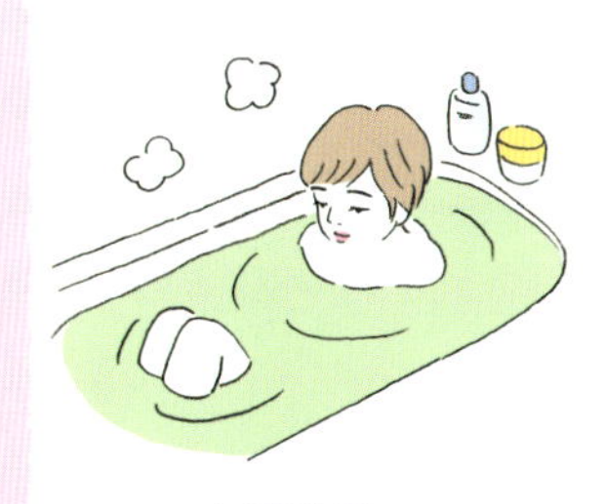

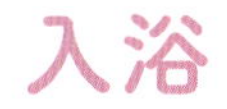

自律神経の
働きを整える

入浴

入浴には「温める」「癒やす」効果が。ぬるめのお湯にじっくりつかると、交感神経を静めて副交感神経が優位になり、リラックスできる。入浴後は肌を「潤す」ローションなどを。

不調を解消する！

肩こり

頭痛や吐き気の原因にも…毎日のケアで軽くなる

女性ホルモンの減少で知覚過敏が起こり、肩こりを感じやすくなる。冷えやストレスによる筋肉の緊張も原因に。頭痛や吐き気を伴うことも。毎日のケアで改善したい。

＼こんな症状に注意／
- 肩が重いと感じる
- 肩がカチカチに硬くなる
- 肩が上がらない
- 目や頭が痛くなる

改善のポイント

こまめなストレッチと温め習慣を

仕事の合間に、こまめに首や肩を伸ばすストレッチを。冷えや寒さで肩がガチガチのときは、携帯カイロで温めるのもおすすめ。漢方薬も効果的。

胃腸のトラブル

ストレスで不調を感じる人が増加中！原因の見極めを

月経前は腸の働きを弱めるプロゲステロンの影響で、便秘になりがち。最近は、ストレスで便秘と下痢を繰り返す「過敏性腸症候群」に悩む人も増加中。原因を見極めて対策を。

＼こんな症状に注意／
- 便秘が続いてお腹が苦しい
- 下痢をしやすい
- 便秘と下痢を繰り返す
- 胃が痛む

改善のポイント

ガマンは厳禁！トイレに行く習慣を

ガマンしないこと、朝食後は必ずトイレへ行く習慣を持つことが大切。過敏性腸症候群にはストレス対策が有効。日ごろから乳酸菌食品で腸内環境を整えて。

目の疲れ

加齢で目のピントを合わせる機能が低下し、疲労の原因に

年齢とともに、目のピント調整機能は低下するが、頑張って合わせようとするため、目が疲れやすくなる。女性ホルモンの低下で涙の分泌量が減るので、ドライアイにも注意。

＼こんな症状に注意／
- モノがかすんで見える
- 目がしょぼしょぼして涙が出る
- 暗いところから外に出ると、まぶしくて目が開かない

改善のポイント

手のひらを当てるなどで、温める

目を温め、血流を改善すると、筋肉の動きがスムーズに。温かい手のひらを目の上に当てるだけでもOK。定期的に目薬を点眼するのも効果的。

肌の乾燥

30歳を超えたら曲がり角。かゆみやかぶれの原因にも

水分保持を助けるエストロゲンの減少で、肌が乾燥しやすくなる。ハリとツヤがなくなり、ターンオーバーが乱れることで、かゆみやかぶれなどの肌トラブルも起こりやすい。

＼こんな症状に注意／
- 冬以外も、ハンドクリームが手放せない
- 頬を触るとザラザラする
- 肌が突っ張る

改善のポイント

保湿成分配合のクリームでケアを

顔の乾燥は、ヒアルロン酸など角質層に届く保湿成分配合のクリームでケア。全身には、ヘパリン類似物質などが配合された保湿剤を使って。

女性ホルモンの低下で起こる 気になるプチ

腰痛

婦人科系の病気の可能性も。症状次第では受診を

腰痛の主な原因は、デスクワークや運動などによる筋肉疲労や血流悪化だが、月経や婦人科系の病気で起こることも。いつもと違う痛みを感じたら、病気の可能性も考えたい。

＼こんな症状に注意／
- 腰が重いと感じる
- 座っているのがつらいほど痛む
- 腰を押すと痛い
- 前かがみの姿勢から腰を伸ばすと痛い

受診のポイント

下腹部痛や不正出血は放置しない

腰痛に伴い、だんだんと強くなる痛み、下腹部痛、不正出血などが見られる場合は、子宮内膜症、子宮筋腫、卵巣のう腫といった病気の恐れも。婦人科を受診して。

のぼせ・ほてり

自律神経の乱れも一因。受診が必要になる場合も

更年期によくある症状。女性ホルモンの減少で、自律神経が乱れ、体温調整に関わる血管の収縮・拡張がうまくいかなくなるのが原因。つらい場合は婦人科や女性外来へ。

＼こんな症状に注意／
- 顔が急に熱くなる
- 上半身がカッカとして、汗をかく
- 頭がボーッとすることが多い
- 顔が熱いのに、手足は冷える

受診のポイント

若い世代なら卵巣機能の低下も

日常生活に支障があるようなら、婦人科でHRTを受ける方法も。20〜30代で、同様の症状がある場合、卵巣機能の低下も考えられるため婦人科や女性外来へ。

冷え

更年期をきっかけに悪化することも。積極的に体を温めて

更年期は、女性ホルモンの減少により、自律神経が乱れ、血流が悪化することで、冷えになりやすい。肩こり、腰痛、月経痛などの原因にもなるため、体を温める工夫をしたい。

＼こんな症状に注意／
- 手足がいつも冷たい
- 布団に入っても、手足が冷たくてなかなか眠れない
- 寒い場所にいると、調子が悪くなる

改善のポイント

冷たい飲み物・食べ物を避ける

1年を通して、冷たい飲み物、食べ物は避けたい。白砂糖を使った甘いケーキ、キュウリなどの夏野菜も体を冷やすので、取りすぎに注意。漢方薬も効果的。

尿漏れ

40歳以上の3人に1人が経験。悪化させないケアを

尿漏れは、加齢や女性ホルモンの減少で骨盤底筋が緩むことが原因。お腹に力が入ったときに漏れる「腹圧性尿失禁」と、急に尿意を感じる「切迫性尿失禁」とがある。

＼こんな症状に注意／
- くしゃみや咳をしたときに尿が漏れる
- トイレが間に合わないことがある
- トイレが近くにないと不安

改善のポイント

骨盤底筋トレーニングを毎日行う

頻尿や尿漏れの改善には、骨盤底筋のトレーニングが効果的。悪化する前に、p.89のトレーニングを、まずは1カ月間続けてみよう。

月経リズムも心も整う

20代 30代 40代

食べてホルモン力UP
超簡単「女子ごはん」

女性ホルモンの分泌を大きく左右するのが毎日の食事。20代・30代・40代で、
"女性ホルモン力"をアップする超カンタンレシピを紹介します！

たんぱく源を豊富に含む食事でホルモン力UP

「体内で分泌されるホルモンの原料は主に食事から得られるため、栄養が足りない状態では、ホルモンバランスも崩れていきます」と話すのは、新宿溝口クリニックで栄養指導を行う定真理子さん。女性ならではの不調に備えるため、定さんは女性ホルモンの原料となる、たんぱく質とコレステロールを積極的に取る食事をすすめる。

「脂質の一種のコレステロールは、たんぱく質を多く含む食品に含まれます。生理不順やPMS、不眠などを訴える20〜40代女性たちの大半は、たんぱく質不足でコレステロール値が著しく低い。しかもストレスの多い生活ではコレステロールが抗ストレスホルモンの生成に使われるため、女性ホルモンの生成が後回しになってしまうのです」。年代別に女性ホルモンの生成に効果的なたんぱく源は以下の通り。まずは食事内容から見直して、女性ホルモン力UPを目指そう。

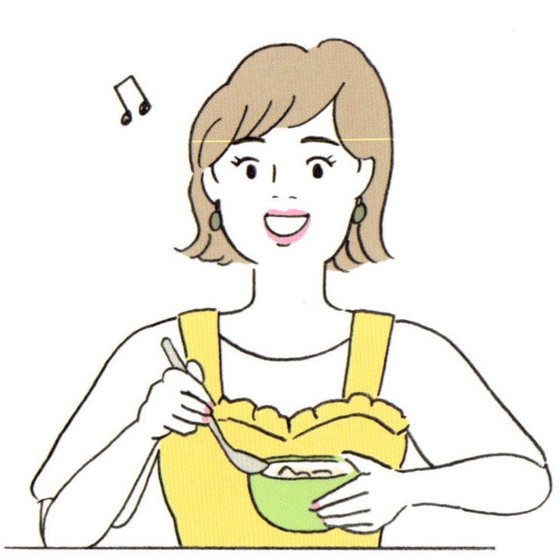

この人に聞きました

NPO 分子整合栄養学研究所
分子整合栄養管理士
定 真理子さん

自身の不妊症の治療で分子整合栄養学に出合い、1984年から分子整合栄養アドバイザーとして多くの患者と接する。新宿溝口クリニックのチーフカウンセラーを経て、現在は医療関係者から学校関係者までを対象に講演やセミナーを行う。共著に『「妊娠体質」に変わる食べ方があった』（青春出版社）など。

20代&30代のオススメ食材

肉・魚・卵

女性ホルモンの材料になる 良質なコレステロールをどんどん取ろう

女性ホルモンの原料となるのがたんぱく質と、脂質に含まれるコレステロール。牛肉や豚肉の赤身、魚、卵が、その両方を効率的に取れる代表格。女性の大半が不足しがちな鉄分もしっかり含まれる。

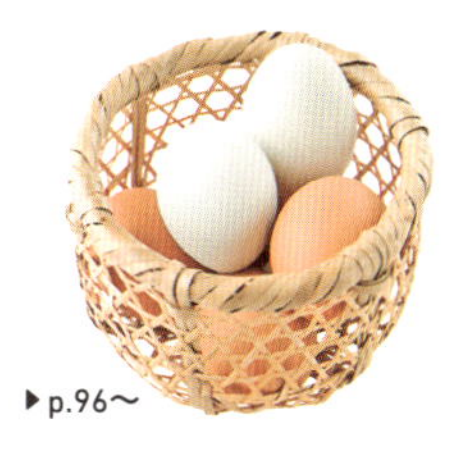

▶p.96～

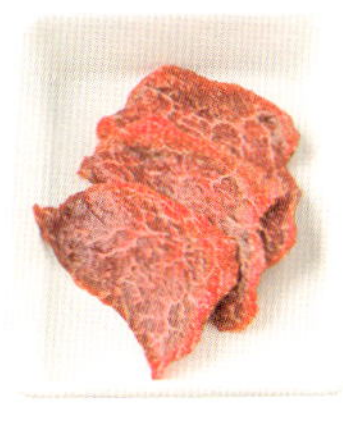

▶p.94～

40代のオススメ食材

大豆製品

女性ホルモンと似た働きを持つ イソフラボンを意識して取り入れて

大豆製品に含まれるイソフラボンは、体内で女性ホルモンと似た働きをする。女性ホルモンの分泌量が減る40歳前後から食事に取り入れて。「早期閉経の女性が増えるなか、生理周期が乱れ始めるなどしたときに積極的に摂取することで、周期が整う人も」。

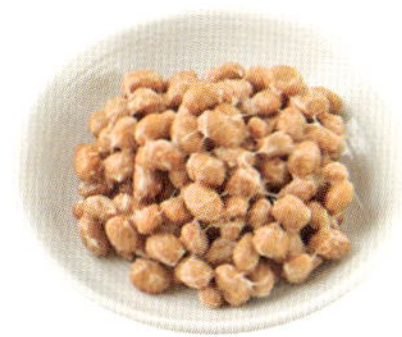

▶p.98～

20代・30代・40代

イライラが減る救世主

「甘酒」をスプーン大さじ2杯、毎日取ろう

「加熱しない生の甘酒は、善玉菌が豊富。毎日飲むと、腸内細菌がホルモン合成に必要なビタミンB群を作れるようになり、腸内環境が整うと副交感神経が活発に。自律神経が安定することで、女性ホルモンを作りやすい体になります。手作りの甘酒を毎日大さじ2杯取ることで、うつやイライラが改善した女性も多いですよ」

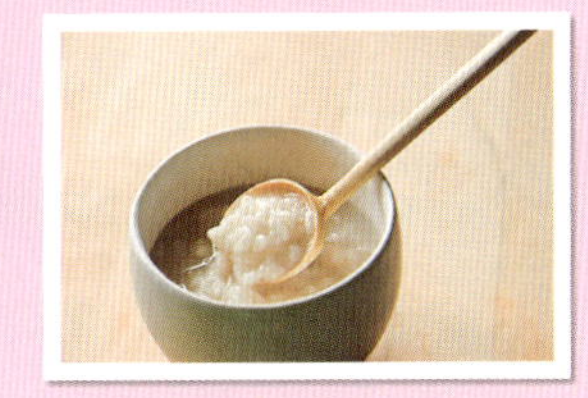

Red Meat

オススメ食材 for 20代

鉄分も取れる牛肉と豚肉の
赤身をローテーションで

肉の赤身

RECIPE 1

保存袋に調味料と一緒にレンチンで完成。日持ちするので作り置きにぴったり

牛肉のしぐれ煮ご飯

調理時間 3分

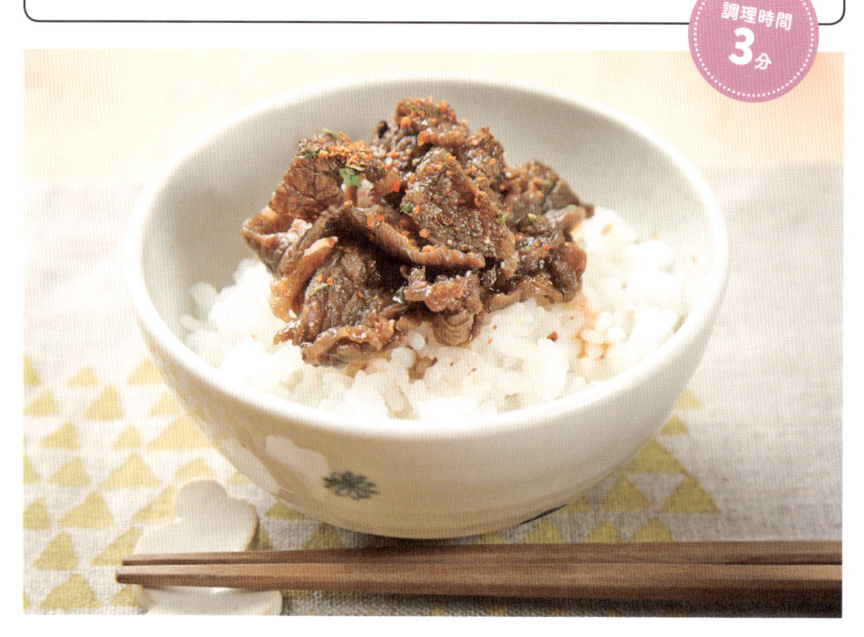

● 材料（1人分）

	牛肉小間切れ	100g
A	しょうゆ・酒	各大さじ1
A	砂糖・みりん	各大さじ1/2
A	サラダ油	小さじ2
	ご飯	適量
	七味唐辛子	適宜

● 作り方

❶耐熱の保存袋に牛肉とAを加えて、袋をもんで混ぜ合わせる。袋の端を少し開けて、耐熱ボウルに袋の閉じ口を上にして入れ、600Wの電子レンジで約2分半加熱する。
❷半生状態の肉があれば、さらに加熱。仕上げに七味唐辛子を振り、ご飯の上に盛る。

RECIPE 2

手でちぎったレタスと豚肉をゆでるだけで、包丁いらず

レタスと豚肉のしゃぶしゃぶ

調理時間 5分

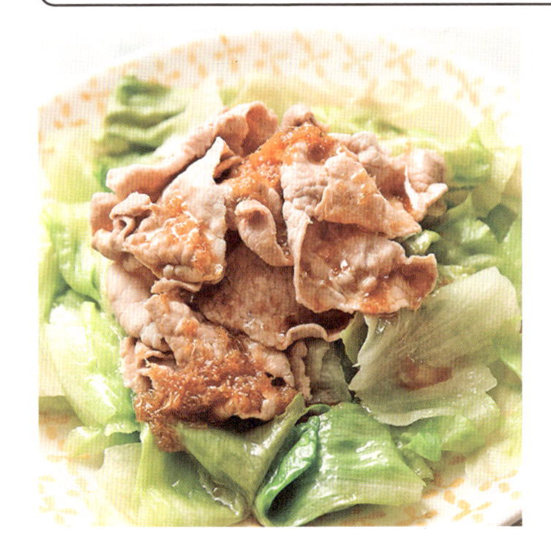

● 材料（1人分）

レタス……1/2個
豚肉（赤身）しゃぶしゃぶ肉……150g
塩……少々
サラダ油……少々
手作りドレッシング……適宜
　おろしショウガ……小さじ1
　オイスターソース……小さじ2
　酢……小さじ1
　ゴマ油……大さじ2

● 作り方

❶鍋に湯（分量外）を沸かし、塩、サラダ油を加える。手でちぎったレタスを入れて、さっとゆでて取り出す。
❷同じ鍋に豚肉を1枚ずつ入れ、さっと火を通して取り出す。
❸水気をよく切ったレタスと豚肉を器に盛り、手作りドレッシングをかける。

RECIPE 3

ゆでた牛肉とほうれん草を和えるだけで美味な一品に

牛肉とほうれん草のナムル

調理時間 3分

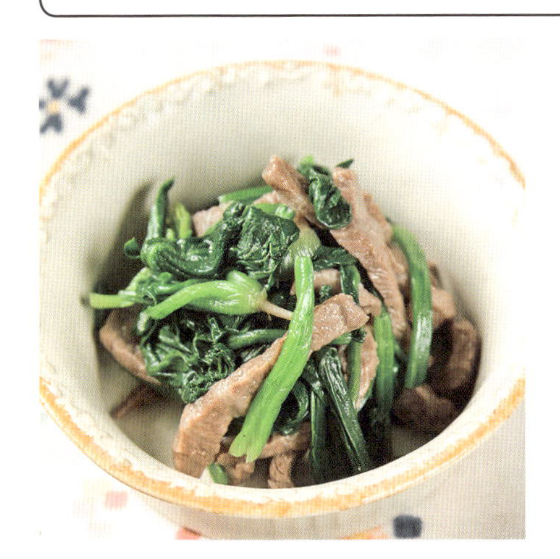

● 材料（1人分）

牛肉（赤身）……50g
ほうれん草……2束
塩、こしょう……各少々
おろしニンニク……小さじ1/4
ゴマ油……少々

● 作り方

❶鍋に湯（分量外）を沸かす。1cm幅に切った牛肉に、塩とこしょう、ゴマ油を各少々（分量外）を混ぜ、沸騰した湯でゆでて、さっと取り出す。ほうれん草は下ゆでして、水気を切り、5cm幅に切る。
❷ボウルに❶を入れ、塩、こしょう、ニンニク、ゴマ油を加えて和える。

Egg Dishes

オススメ食材 for 30代

1日2個が目安。
生理不順対策にも

卵

RECIPE 1

耐熱容器に卵を割り入れ、具材を入れてチンするだけ

卵のココット

調理時間 2分

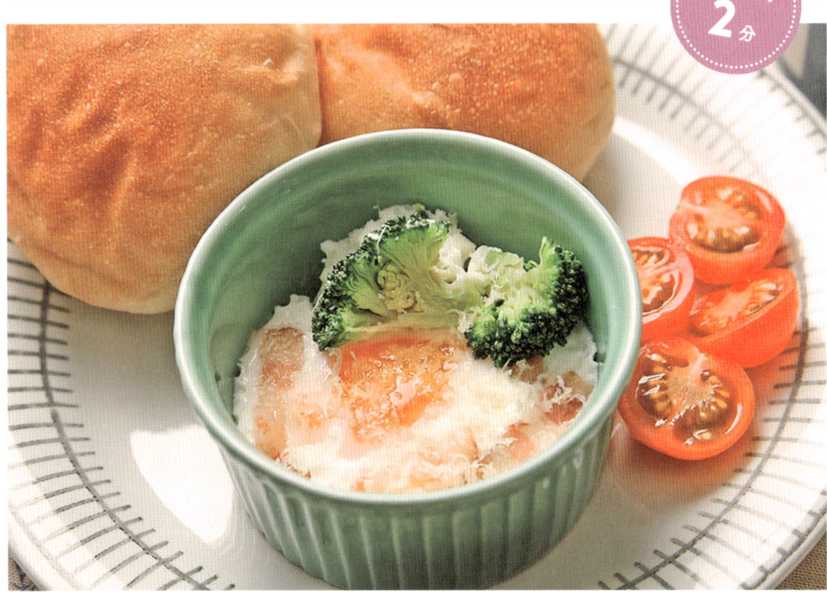

● 材料（1人分）

卵……………………………………1個
ベーコン……………………………1/4枚
ブロッコリー………………………1房（10g）
塩、こしょう、粉チーズ…………各少々

● 作り方

❶耐熱のココット皿に卵を割り入れる。5mm幅に切ったベーコンと1房を2等分にしたブロッコリーをのせ、塩とこしょうを振る。
❷黄身を楊枝で数カ所刺して、ふんわりラップを掛けて600Wの電子レンジで45秒～1分加熱する。仕上げに粉チーズを振る。好みでパンやミニトマトを添える。

RECIPE 2

レンジだけでふわっふわの超簡単メインディッシュが完成

ふわふわスクランブルエッグ

調理時間 3分

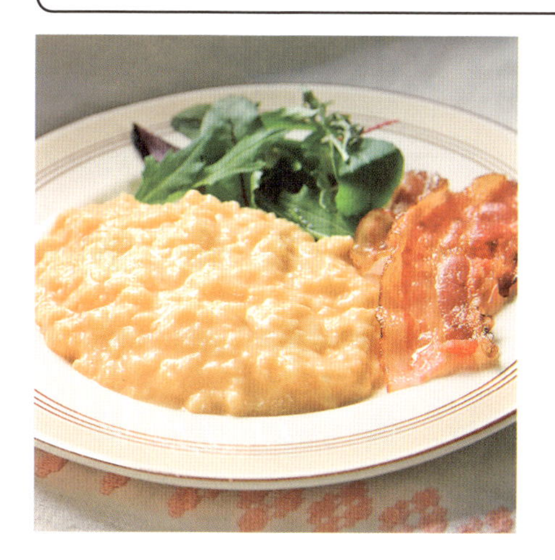

● 材料（1人分）

卵	2個
牛乳	大さじ3
塩、こしょう	各少々
バター	10g

● 作り方

❶直径15cmほどの耐熱ボウルに卵を割り入れ、フォークで卵をよく溶く。牛乳、塩、こしょう、バターを加える。
❷ふんわりラップを掛け、600Wの電子レンジで1分ほど加熱する。
❸取り出してよく混ぜ、ラップをしてさらに30秒〜1分ほど好みの硬さまでレンジで加熱して混ぜる。皿に盛り、好みでベーコンやサラダを添える。

RECIPE 3

ホタテ缶を使った包丁いらずでやさしい味わいの1品

卵とホタテのかきたま汁

調理時間 5分

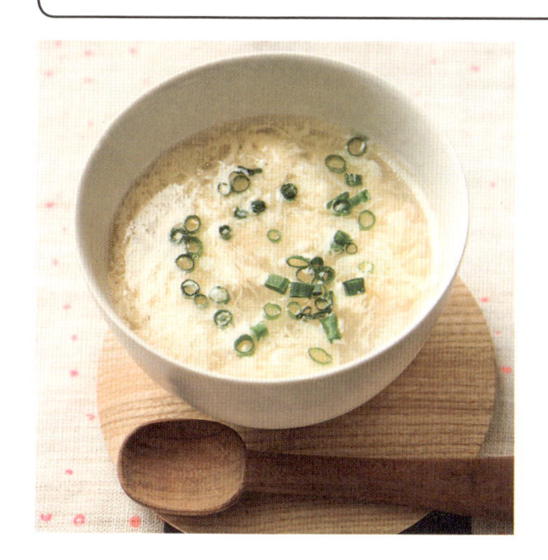

● 材料（1人分）

ホタテほぐし身缶	1缶（45g）
卵	1個
アサツキの小口切り	少々
塩、こしょう	各少々
片栗粉	小さじ1
酢	少々

● 作り方

❶鍋に水200mlを沸かす。沸騰したらホタテ缶を汁ごと入れ、塩、こしょうで味を調える。味が足りなければ中華スープの素（分量外）を少々加える。
❷同量の水で溶いた片栗粉を入れ、とろみが出たら、よく溶いた卵を回し入れる。火を止める寸前に酢とアサツキを加える。

Soy Products

オススメ食材
for40代

女性ホルモンの
力を取り戻す

大豆製品

RECIPE 1

混ぜるだけで完成!　めかぶと卵でボリューム感たっぷり

納豆とめかぶの和え物

調理時間
1分

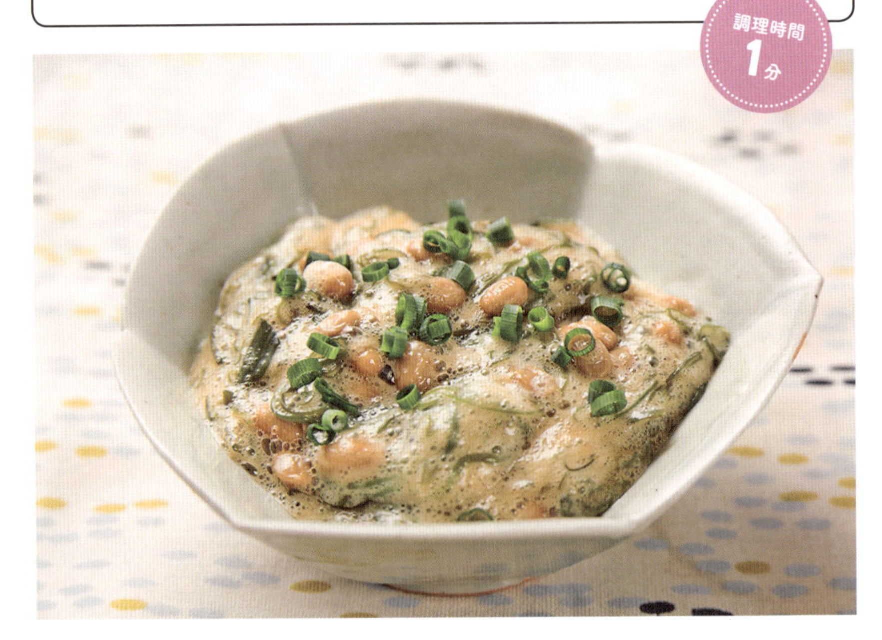

● 材料（1人分）

納豆……1パック(40g)
めかぶ……90g
卵……1個
アサツキの小口切り……適量
しょうゆ、からし……各適量

● 作り方

ボウルに納豆を入れてよく混ぜる。めかぶ、卵を加えてさらによく混ぜ合わせ、しょうゆ、からしを加える。器に盛り、アサツキを散らす。

RECIPE 2

たらこで風味豊かなトロトロのあったかスープ

豆腐とたらこのスープ

調理時間 5分

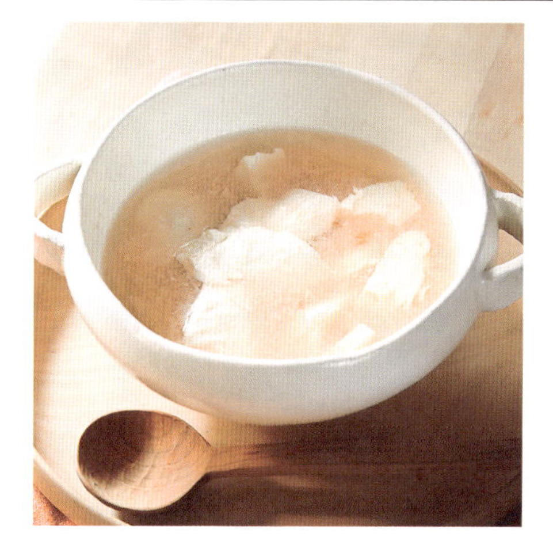

● 材料（1人分）

たらこ……1/2腹
豆腐（絹）……1/2丁
ゴマ油……小さじ1/2
おろしニンニク……小さじ1/4（好みで）
中華スープ……200ml
酒……小さじ1/2
塩……少々
片栗粉……小さじ1
（水大さじ1で溶く）

● 作り方

❶たらこは薄皮を除いて鍋に入れ、ゴマ油、好みでおろしニンニクを入れて混ぜ、中華スープを加えて混ぜ合わせる。スプーンですくった豆腐を加えて中火にかける。
❷沸騰したら、酒、塩で味を調え、水溶き片栗粉を加えてとろみをつける。

RECIPE 3

火を使わずレンチンで極上スープが完成。寒い日の朝のお供に

豆乳のスープ

調理時間 2分

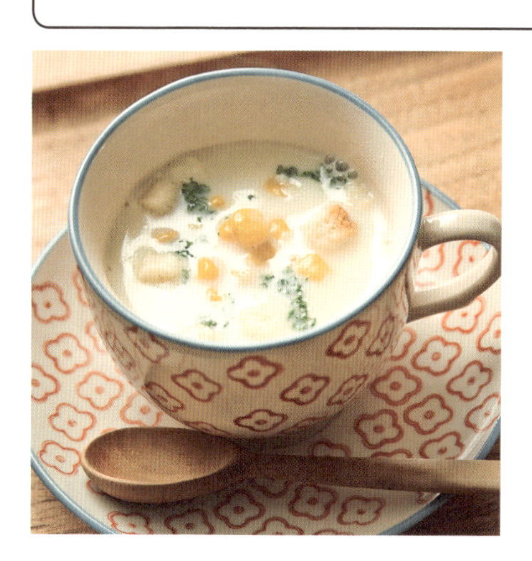

● 材料（1人分）

豆乳……100ml
水……150ml
鶏ガラスープの素（顆粒）……小さじ1/2
冷凍コーン……大さじ2
クルトン（市販品）……適量
刻みパセリ……適宜

● 作り方

耐熱のカップにクルトンとパセリ以外の材料をすべて入れ、600Wの電子レンジで約1分半加熱する。（牛乳または飲み物温めモードがある場合は選択）。取り出してクルトン、パセリをのせる。

手軽な食材を取り入れるだけ！

プチ薬膳で健康生活、始めよう

寒さが厳しくなるとともに、体調を崩しがち。スーパーで手に入る食材で実践できる「プチ薬膳」で内側から体を整え、健康な生活を手に入れましょう。

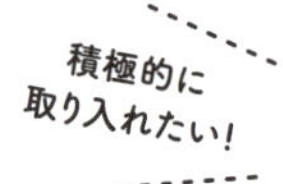

秋〜冬にオススメの食材6

風邪や冷え、乾燥…といった不調には、以下の食材が効果的。
それぞれの食材が持つ効能を知り、体調に応じて積極的に取り入れて。

風邪の予防

お腹のハリ

に良い

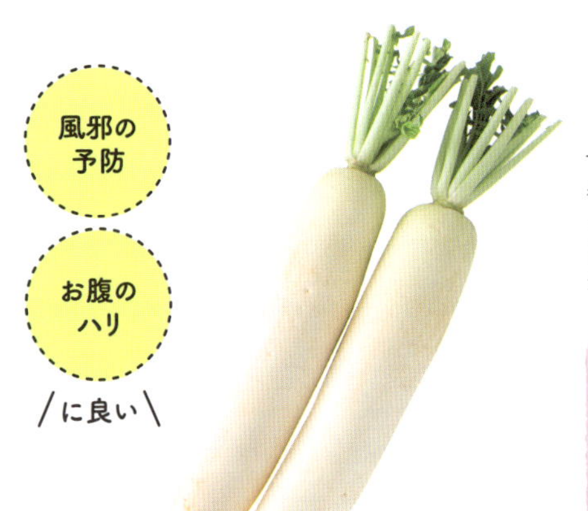

1 大根

冬が旬の大根は、風邪や咳（せき）、タン、喉の痛み、乾燥といった寒い季節のトラブルに有効。体を冷やさないように、生ではなく煮物やスープなど、火を通した調理法がオススメ。

食べ方のポイント

喉が痛むときは「だいこん飴」に

角切りの大根を、蜂蜜または水飴に3時間ほど漬けると大根の汁が出てきて、お湯で割って飲むと喉の痛みが和らぐ。

自分の見た目や体調を〝観察〟する習慣をつけて

薬膳と聞くと、「特別な材料や知識が必要」というイメージを抱く人も多いのでは？　しかし、薬日本堂の漢方スクールで講師を務める劉梅（りゅうめい）さんによると、薬膳の基本は、「食べ物が本来持つ効能を引き出し、体を整える」もの。専用の食材をそろえなくても、薬膳を生活に取り入れることは可能だそう。

「中国では古くから〝薬食同源〟といい、薬も食も『食べ物』

この人に聞きました

薬日本堂
漢方スクール講師
劉梅さん

黒龍江中医薬大学卒業後、内科医として臨床を経験。北海道大学医学部客員研究員を経て、2001年に薬日本堂入社。薬日本堂漢方スクール（https://www.kampo-school.com/）講師。

2 にんじん

消化吸収力を高めるにんじんは、胃腸の不調による食欲不振や下痢、便秘のときに取りたい食材。目の疲れや乾燥、かすみにも効果的なので、パソコン作業が多い人にもオススメ。

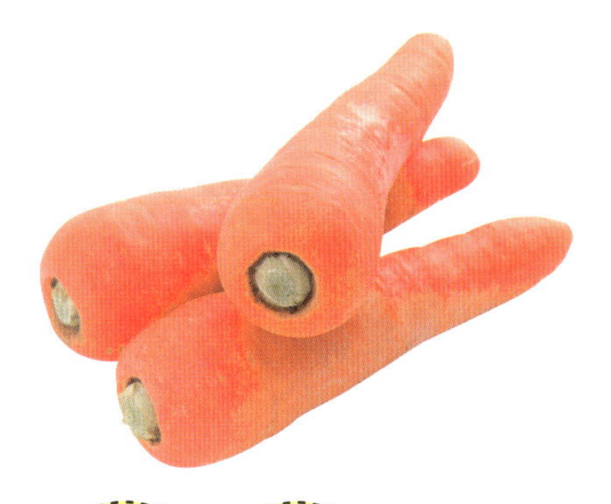

食べ方のポイント

生よりも煮込むほうが吸収しやすい

火を通すことで吸収が良くなるため、生より煮込みや炒め物がベター。体を温めるショウガと一緒に取るのも◎。

胃や腸の不調　目の疲れ　に良い

3 白菜

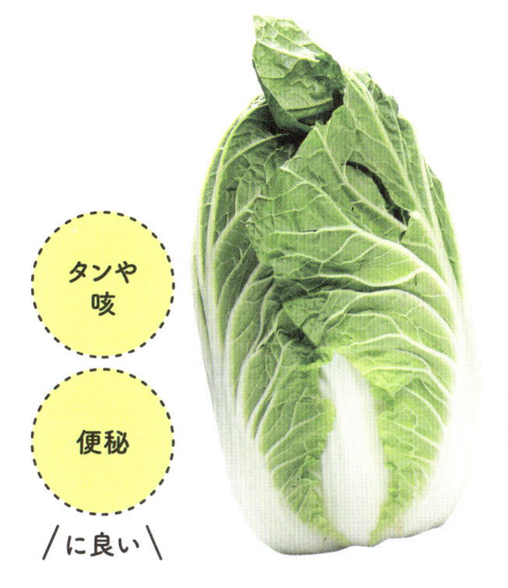

白菜には体にこもった熱を冷ます働きがあり、発熱やタン、咳、喉の乾燥に有効。胃腸の調子を整え、代謝を良くする効果もあるため、便秘がちなときにも積極的に取りたい。

食べ方のポイント

芯や外の葉にはビタミンCが多い

特にビタミンCが豊富に含まれているのが、芯や外の葉の部分。軟らかくなるまで火を通し、無駄なく調理しよう。

タンや咳　便秘　に良い

と捉えてきました。そのなかで、どの食材にどんな効能があるのか、人々は経験的に学んできました」

体質や体調、症状、季節に応じた食べ物を取り入れるのが、薬膳の考え方。適切に選ぶには、「自分の体調の変化に敏感になる」ことが大切だ。「毎朝鏡を見て自分を〝観察〟する習慣をつけましょう。すると、『いつもよりむくんでいるな』『顔色が悪いな』『化粧のノリがよくない』など、ちょっとした変化にも、すぐに気が付くようになります。その上で、体調に応じた食材を取り入れると、不調にいち早く対処できます」

ただし忘れてはいけないのは、薬膳はあくまでもサポートである、ということ。「薬膳を取り入れるだけでは不調は治りません。健康を保つには、十分な睡眠と適度な運動、規則正しい生活が前提。生活を見直すことも必要です」。

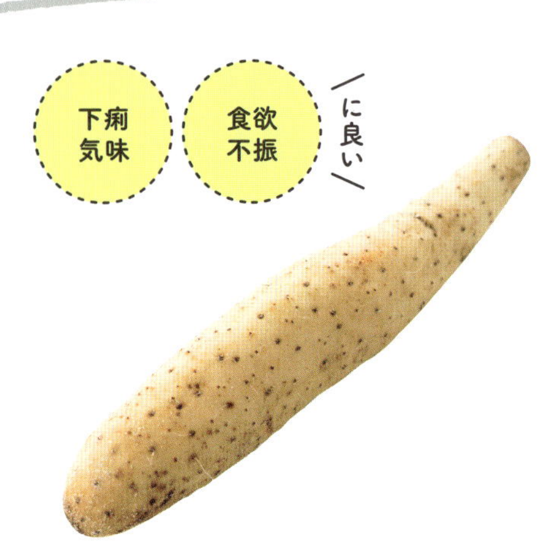

下痢気味　食欲不振　に良い

4 山芋

体に力が入らない、疲れがたまっている…というときにぴったりなのが、滋養強壮や疲労回復効果の高い山芋。内臓機能を高め、慢性の下痢や食欲不振にも効果を発揮する。

食べ方のポイント

クコの実を加えて体力アップ！

クコの実を組み合わせることで、疲労回復効果がアップ。山芋のスープや炒め物、おかゆなどに加えてみて。

5 ほうれん草

顔色や肌の調子が悪いときには、鉄分豊富なほうれん草を取り入れて。血を補い、体を潤す作用があるため、乾燥肌や貧血の改善に役立つ。腸の乾燥による慢性的な便秘にも有効。

食べ方のポイント

ゴマ油と合わせて便秘を解消

ほうれん草と同様に、腸を潤す効果のあるゴマ油で炒めるのも便秘対策にオススメ。肌や目の乾燥対策にもいい。

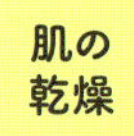

貧血　に良い

6 ショウガ

風邪の引き始めには、血行を促進し、新陳代謝を高めて体を温めるショウガが最適。冷えによるタンや咳を鎮めたり、胃の調子を整えて食欲を増進させたりする効果も期待できる。

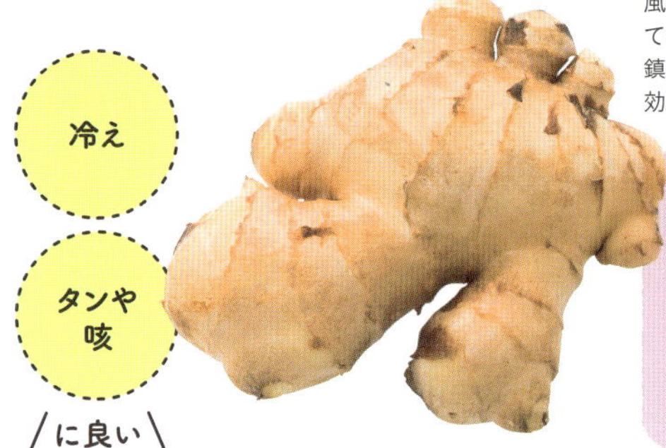

冷え　タンや咳　に良い

食べ方のポイント

紅茶と組み合わせて体をポカポカに

体を温める紅茶に加えると、より体がポカポカに。心も体もホッとさせる、冬にオススメの飲み物。

朝ごはんにオススメ!

「おかゆ」で体をしっかり温める

便秘や下痢、食欲不振のときにオススメなのが「おかゆ」。「消化が良く、胃腸に負担がかからないおかゆは、朝のエネルギー補給にぴったり。冷えた体を温め、胃の調子を整えてくれます」。

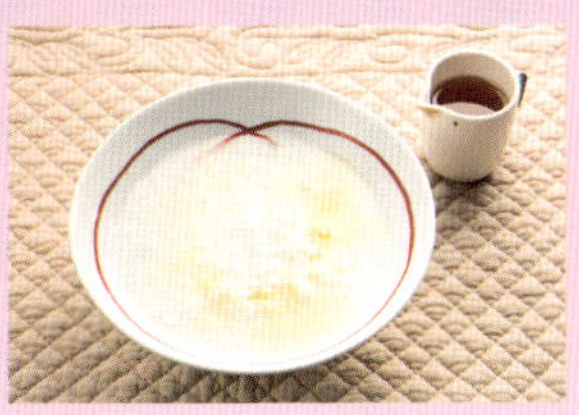

便秘気味ならゴマ油、花粉が気になる季節にはしその葉やショウガというように、体調や好みに合わせ、薬味や調味料を。

オフィスの机でできる!

お手軽薬膳茶で体を元気に

気軽に薬膳を試すには、仕事中の飲み物を薬膳茶にするのも手。まずは体を温める紅茶、水分の代謝を促すウーロン茶、熱を冷ます緑茶をベースに、季節や体調に応じて組み合わせを。

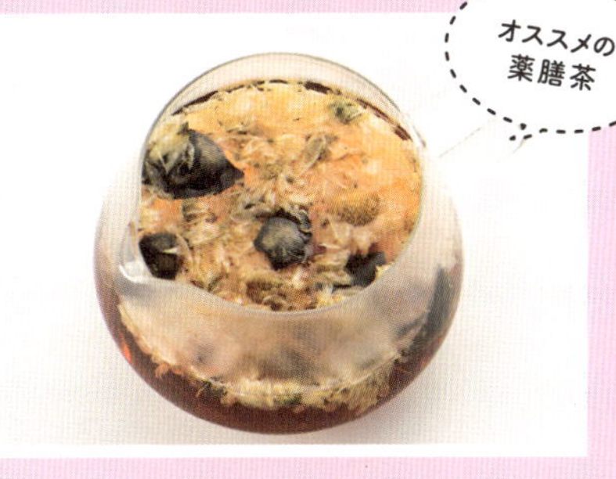

オススメの薬膳茶

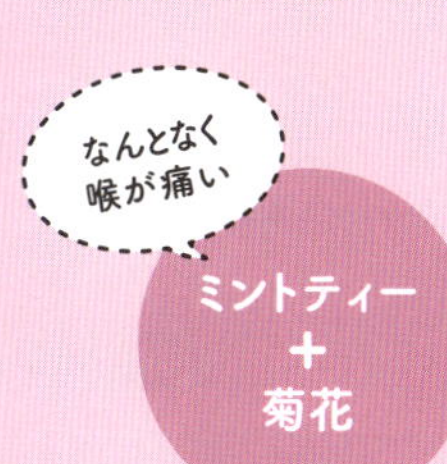

なんとなくイライラする

ジャスミン茶 + ローズ（マイマイカ）

ほてりで肌が乾燥する

羅漢果（らかんか） + 菊花

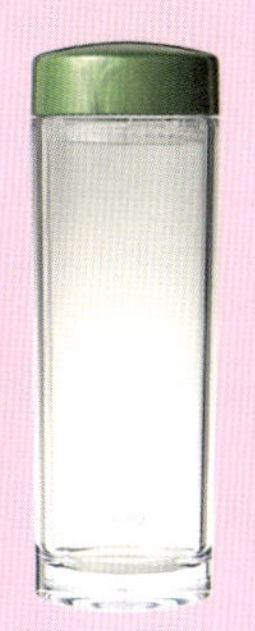

茶葉や素材とお湯を入れ、そのまま飲める茶こし付きタンブラー。チャトル2000円／薬日本堂オンラインショップhttps://www.nihondo-shop.com/

「私の疲れケア」をドクターが〇×ジャッジ!

疲れたときに頼りにしている解消法は、人それぞれ。「これに限る!」と思っていても、
この方法で本当にいいの…?　そこで、疲れに詳しいドクターにジャッジしてもらいました。

JUDGE 1
おうちでケア編

忙しすぎて疲れを解消できず、ただ耐え忍ぶ

(36歳・商社・営業)

疲労は、痛み、発熱と並ぶ生体の三大アラームです。軽く考えてはいけません。一気に解消できなくてもいいので、自分のできる範囲で疲れをためない習慣をつけて。(西多さん)

100均の樹液シートを足裏に貼って寝ると、いつもより熟睡できる

(27歳・食品メーカー・研究職)

樹液シートの効能はよく分かりませんが、暑い夏などに足がほてって眠れない人がいますので、冷却シートで冷やすとよく眠れる人は試してもいいと思います。(中村さん)

子育てでぐったりすることが多いので、子供が寝た後に、テレビをぼーっと見る

(33歳・銀行・事務)

体を動かさず、周りのことも気にしないでひとりで過ごす時間は、疲労をためないための良い方法です。「サボっている」などと罪悪感を持たず、ゆったりしましょう。(西多さん)

とにかく眠る。帰宅して食事を取らずに、翌朝まで寝ることも

(37歳・医療・管理栄養士)

疲れから回復するには、睡眠を取るのが最適。本当に疲れたときは、食事を抜いて眠ると、胃腸が休まって深く眠れるのでいいですよ。翌朝は、しっかり食べましょう。(中村さん)

この人たちに聞きました

青山・表参道睡眠ストレスクリニック院長
中村真樹さん

日本睡眠学会専門医。東北大学医学部卒業。睡眠総合ケアクリニック代々木院長などを経て、2017年に現クリニックを開業。睡眠障害全般と、ストレスや寝不足が原因となるうつ状態やパニック障害などの治療に当たる。

クリニックF院長
藤本幸弘さん

東京大学大学院医学研究科修了後、東京大学医科学研究所附属病院勤務などを経て現職。近著は『美しくやせる食べ方 ディフェンシブ〜体を守る〜栄養学』(学研プラス)。

精神科医
西多昌規さん → p.6

JUDGE 2 食べ物&飲み物でケア編

鉄分を補給してくれる栄養ドリンクを飲む

(35歳・医薬品・マーケティング)

サプリメントで補うのもいいですが、普段の食事で意識して鉄を取りましょう。レバー、赤身の肉や魚、貝類、大豆、青菜、海藻などに多く含まれます。(藤本さん)

豚肉を食べる

(48歳・看護師)

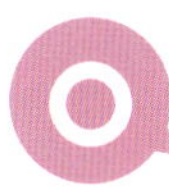

豚肉は糖質の代謝を助け、エネルギー産生をスムーズにするビタミンB1が豊富なので、ご飯やパン、麺類などと一緒に食べると、疲労回復に効果的です。(藤本さん)

ニンニクでスタミナ増強。青汁や野菜スムージーで栄養不足を解消

(28歳・小売・事務)

ニンニクのアリシンや野菜のポリフェノールは、疲れの原因である活性酸素を消去します。これらをご飯や肉、魚などと併せて食べるとベターです。(藤本さん)

チョコレートなどの甘いものを食べる

(33歳・小売・販売)

甘いものをたくさん取ると血糖値が上がり一時的に元気になりますが、その後、血糖値が急激に下がってぐったりする、という繰り返しになることも。気分転換に少量ならいいでしょう。(藤本さん)

コーヒーを飲む

(47歳・福祉介護・事務)

コーヒーはポリフェノールが豊富で、疲れの原因である活性酸素を消去します。また、カフェインの作用で元気が出ますが、効果は一時的。取りすぎは睡眠を浅くするので、適量を。(藤本さん)

焼酎→日本酒→焼酎とお酒を飲む

(48歳・教育・事務)

お酒を伴う楽しい食事はストレス解消になり、疲れの原因である活性酸素の過剰発生を抑えます。しかし、飲みすぎると睡眠の質が下がり疲労の原因に。適量を肉や魚などのおつまみと一緒に。(藤本さん)

親しい友達に「疲れたー」と吐き出す。

詳しいことを話すとお互いにストレスになるので、とにかく疲れた、とだけ

(35歳・商社・企画)

心を許せる友達と、「疲れた」と言い合えると、互いにストレスケアができます。不安や愚痴も明るく言い合って、悩みが深刻にならないうちにガス抜きしましょう。(西多さん)

義母と同居していたとき、あまりに過干渉だったので、週末2日間

ビジネスホテルに宿泊してひとりになったらスッキリした

(39歳・広告・営業)

苦手な相手との関わりがつらくなったら、強制的に人間関係を「休む」のは良い方法です。物理的に距離を取り、心を休めることは、大きな気分転換になります。(中村さん)

3カ月間も繁忙期で、

ショッピングをしてVIP気分になったら、少し落ち着いた

(40歳・教育・営業)

ストレス解消をショッピングに頼ると、買い物依存症になるケースもあるのでおすすめしません。疲れているときは自然に触れたり、睡眠や休息で心身を回復させて。(中村さん)

仕事で職場に2連泊して、2時間ずつしか眠れなかった。その週末、

いろいろ予定を入れて出かけたら、意外に疲れを感じず歩き回れた

(33歳・行政・サービス)

睡眠不足が続くと、かえって眠気や疲労を感じにくくなるので、「寝なくても平気」と思いがち。しかし疲労は蓄積しているので、ゆっくり休息を取ることが大切です。(西多さん)

PART 4

心がみるみる強くなる!

脳の正しい使い方

小さなことでいつまでもくよくよしたり、なかなか次の行動に移れなかったり……それは生まれつきの性格のせいではなく、脳の使い方の問題かもしれません。脳の適切な取り扱い方法を学んで、強い自分へ、夢をかなえる自分へステップアップしましょう！

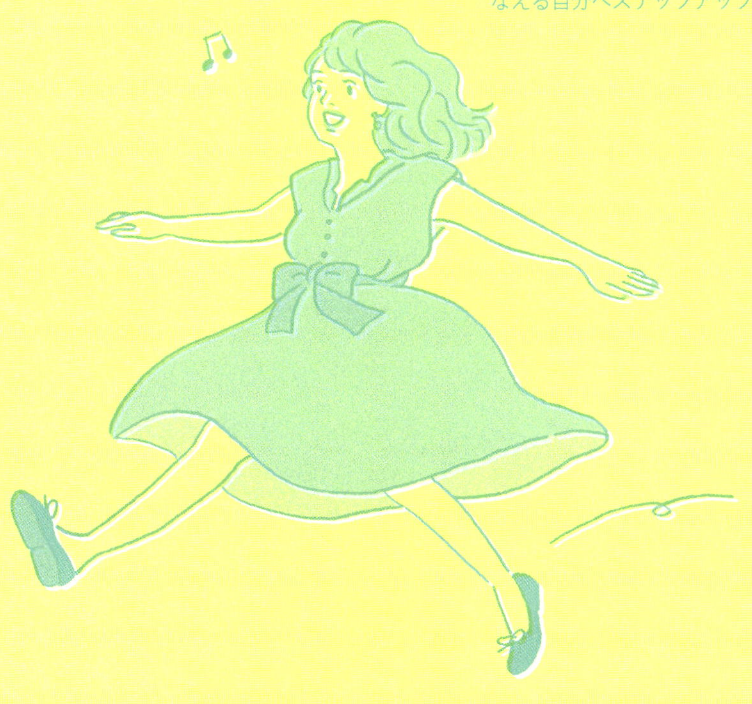

強くなった なりたい自分になれた

脳に効いた! 私の習慣

いつまでも失敗を悔やんだり、変わりたいと思うのに何も行動できなかったり――。
そんな負のスパイラルから抜け出し、〝ポジティブ脳〟を手に入れた読者の習慣を紹介します!

ノートに書くと興味・関心が広がり仕事も趣味でも行動力アップ!

CASE 01

29歳・IT・コンサルタント
実家暮らし
高島春香さん(仮名)

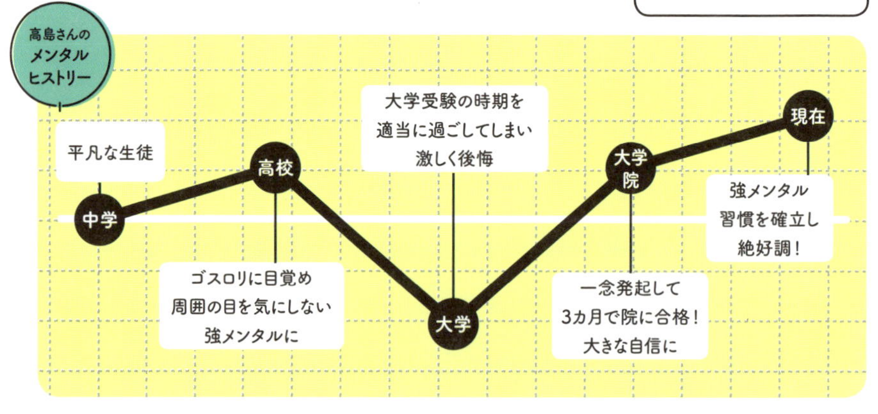

一念発起した大学院入試では、難関校で受験者20人中ただ1人の合格者となり大きな自信に。今や行動力の塊で、誰もが認める多趣味。

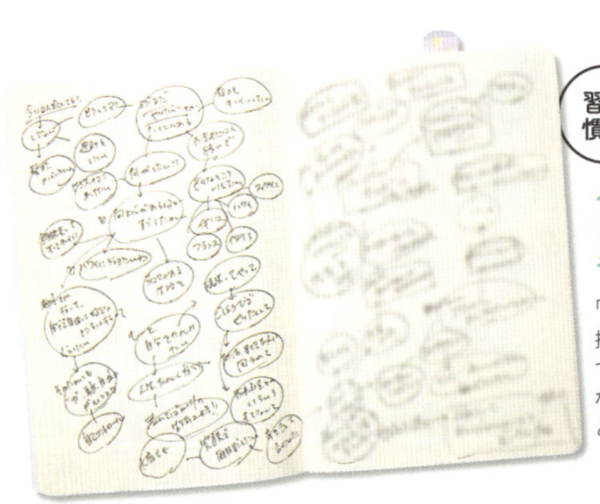

私の習慣

ノートにひたすら「アウトプット」で脳内のモヤモヤを整理

「頭の中がモヤモヤすると気持ち悪い」ため、ノートにすべて書き出す。「自分と対話しながら原因を追究していくと、スッキリ!」。

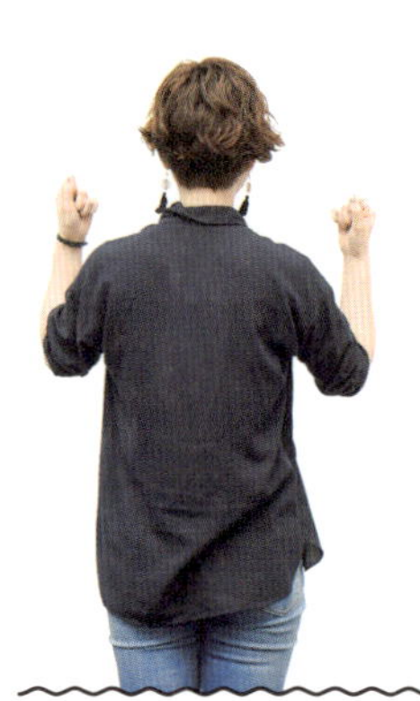

私の習慣

努力の継続を手帳に。「続ける理由」を写真で思い出す

体形維持のため、バレエを継続中。「憧れのモデルや履きたいヒールなど『なりたい自分像』を写真で眺めると、やる気が続きます」。

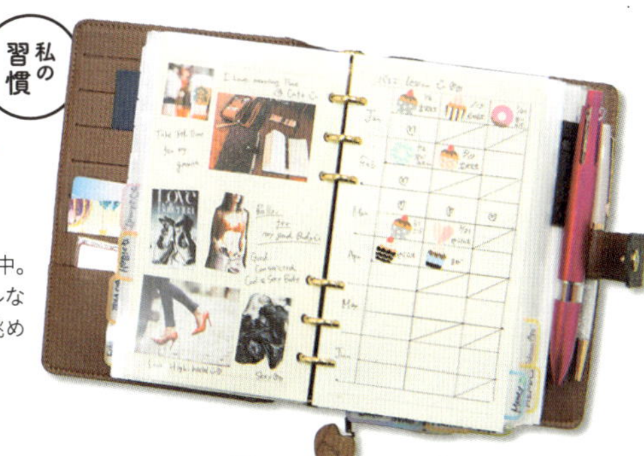

手書きでバレエレッスン表を作り、受講したらシールを貼る。「小学生のラジオ体操のように、毎回達成感が味わえます」。

高校時代にゴスロリファッションで通学するほど、人の目を気にしないメンタルの高島春香さんだったが、大学進学に疑問を持って受験勉強の手を抜いてしまい、後悔することに。しかしイギリスへの夏季留学を経て、「ちゃんと勉強したい」と大学院進学を決意した。

入試3カ月前からの受験勉強だったが、毎朝5時から夜11時まで机に向かい、見事に合格。「大学受験のトラウマを解消し、自信を取り戻せました」。

その後、仕事でシステム手帳を使い始めたのを機に、手帳やノートに書いて気持ちを整理する習慣を身に付けた。「もともと人一倍心配性」で頭がモヤモヤすることが多いため、今の悩み、やりたいこと、欲しいものと、なんでも書き出している。仕事で怒られたこともイラストにすると自分でもクスッと笑え、客観的に見られるという。「書くことで頭がすっきりし、『次は○○をやってみたい』と興味・関心が広がるので、テンションが上がります。今は海外勤務にも興味が出てきました」。

私の習慣

物欲は書いてコントロール

「あり余る物欲」を自制するため、買い物リストを作る。書き出すうちに「必要」「不必要」「今はいらないもの」に仕分けできる。

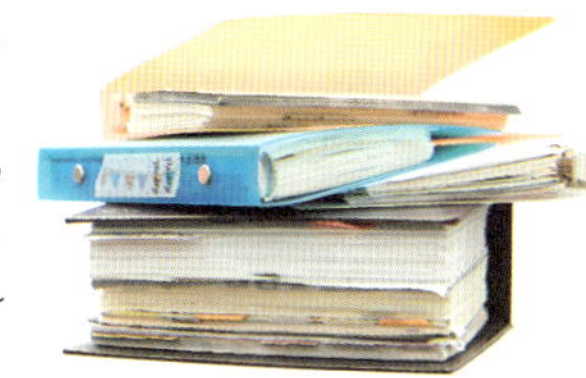

頭の整理に手帳を使うため、書く量はかなり多い。「書き心地は大事なので、使いやすいリフィルを探したり自作したりします」。

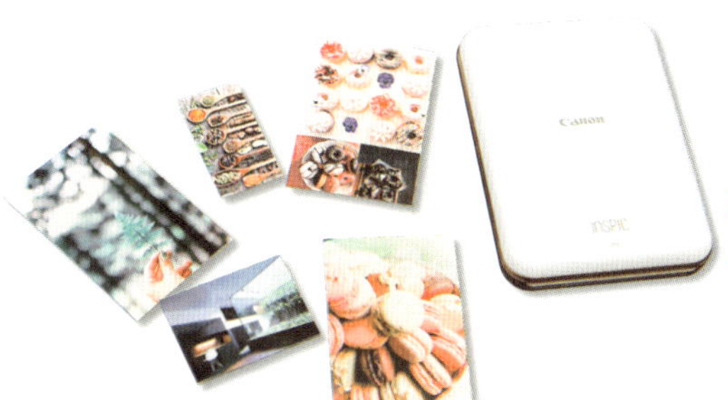

秘密兵器はスマホプリンター

スマホ用の小型プリンターで写真をシールとして印刷し手帳に貼る。「行きたい国やホテルなどを見てテンションを上げます」。

「仕事だけに生きること」をやめたらなんと仕事がうまくいって社長賞！

CASE 02

34歳・メーカー・営業
夫と2人暮らし
香西明美さん（仮名）

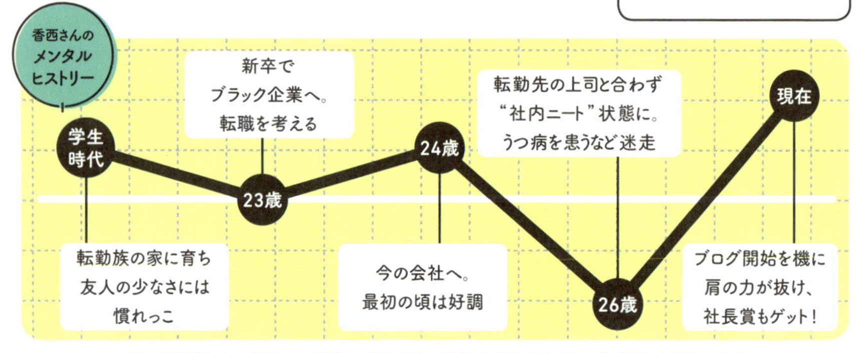

「うつで休職」という苦しい時期にも逃げずに、自分の考え方のクセ、働き方にとことん向き合った。その結果、奇跡の復活を遂げた。

中学・高校時代に転校が続き、「女子グループが苦手だった」と言う香西明美さん。その分、仕事に打ち込んだが、ある時期、異動先の上司と合わず、自分の営業成果を横取りされる事態に。「仕事がなく、まるで社内ニート」のような状態に追い込まれ、うつで休職した。「リーマン・ショック後の厳しい就活を経て頑張ってきたのに、どうしてこんな目に遭うの？と。『もう仕事だけの人生はやめよう』と心に決めました」。

それからは書評ブログを始め、読書会にも参加して友人を増やした。仕事以外に居場所が見つかると肩の力が抜け、社内でも後輩から「丸くなりましたね」と言われるように。そして意外にも、力を抜いたはずの仕事も好転した。以前は売り込みに必死だったが、「ゴリ押ししない営業」が取引先に好評を博し、同僚や上司の助力を得るのもうまくなったことで、社内初の社長賞・製品賞・総合トップ賞という3冠を達成した。「悩み抜いた時期があるから、今の自分がいます」。

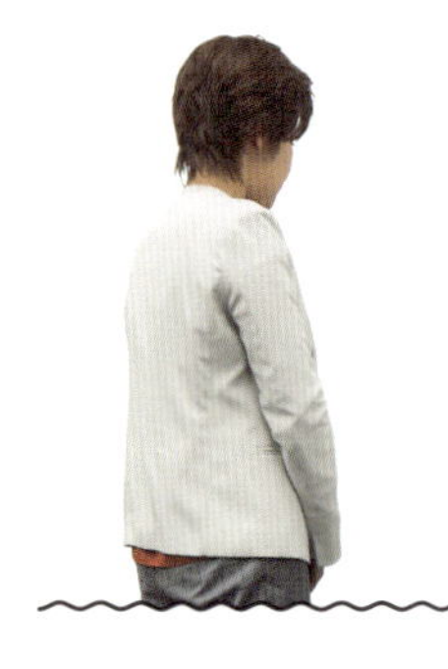

月の周期に合わせて「書く」

満月の日にはネガティブな感情を書き出す。「書く、紙を破るという合わせ技がデトックスに。新月には前向きなことを書いて励みに」。

私の習慣

満月の日
嫌なことを裏紙に書きビリビリに破いて捨てる

新月の日
手帳に願い事を10個書き大事に取っておく

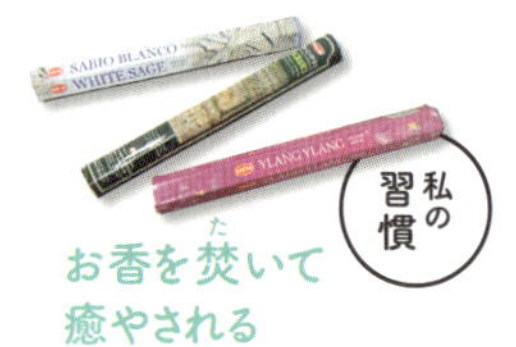

私の習慣

お香を焚（た）いて癒やされる

イランイランやホワイトセージなど、数種類のお香を常備。「お香は脳にダイレクトな刺激を与えてくれてリフレッシュできます」。

私の習慣

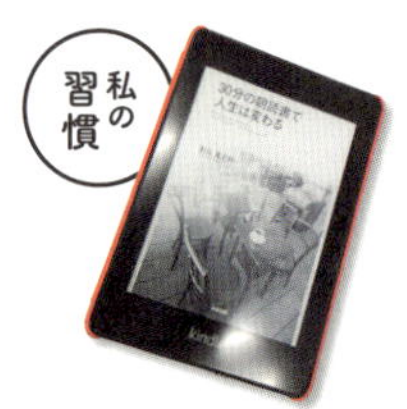

「朝ブログ」で居場所を得る

松山真之助さんの『30分の朝読書で人生は変わる』を読んで、書評などのブログを開始。「文字で表現することで、仕事以外の居場所を見つけられました」。

弱いメンタルの扱い方を覚えて「NOと言える自分」になれた

CASE 03

32歳・教師
ひとり暮らし
及川千恵さん（仮名）

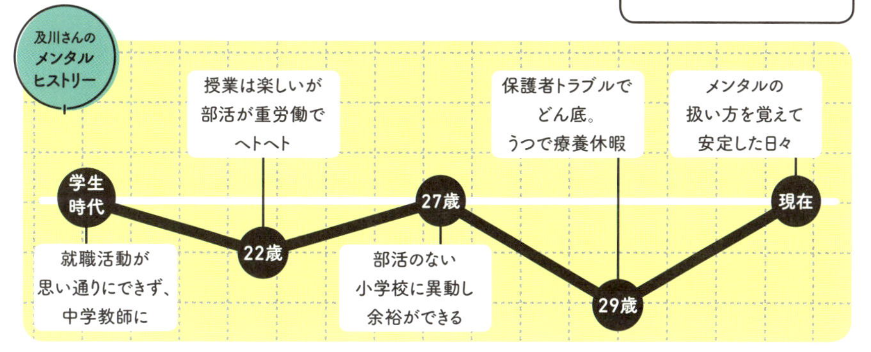

仕事と保護者トラブルで限界の日々に。自分を守るために「無理なことは無理」と意思表示する強さを身に付けたことが転機に。

「もともと銀行員志望だった」及川千恵さんは、教員採用試験に受かったことから教師の道を選択。最初に配属された中学校では授業と部活動との両立が難しく、異動先の小学校ではモンスターペアレントの対応に悩まされた。無断欠勤をしてしまうほど心身共に追い詰められ、2カ月半の療養休暇を取得。「このときに『仕事を抱え込むのはやめよう』『NOと言える自分になろう』と決意しました」。

メンタリストDaiGoさんの著書を読み、「自分の考えをすべて書き出す」「落ち込んだときには有酸素運動をする」といった対処法にトライ。「特にノートは効果的でした。書き出すことでいつまでも同じことを考えなくなり、問題点や対応策が分かるようになりました」。復職後は仕事も「できません」と一方的にはねつけるのではなく、「○○はできないけれど、代わりに○○はできます」と周囲と交渉する余裕が生まれた。「今はメンタルを整える方法が分かったので、落ち込んでも回復するのが早くなりました」。

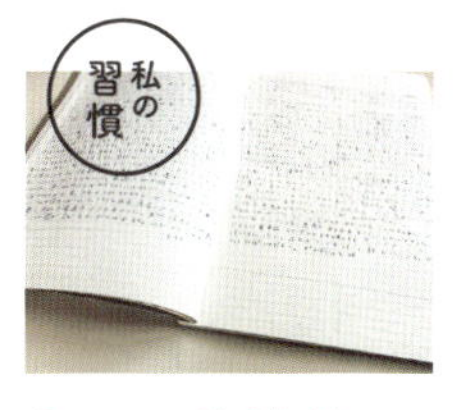

ネガティブな思考は書いて吐き出す

「ネガティブな感情で真っ黒になった頭の中」をノートに書き出す。「書くうちに頭が整理され、思考の堂々巡りが収まります」。

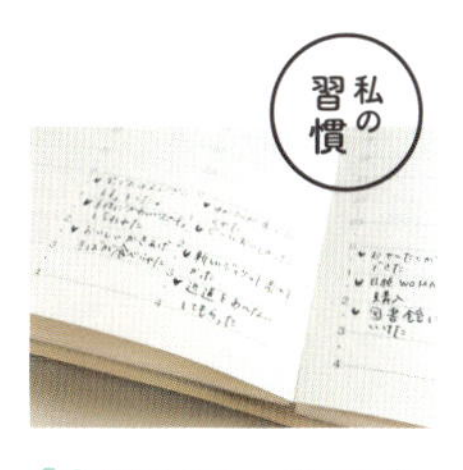

「今日のよかったこと」を寝る前に3つ書く

「誰かが優しくしてくれた」など、よかったことを3つ書く。「小さなことでも書き出すと、1日を無事に過ごせた安心感に。

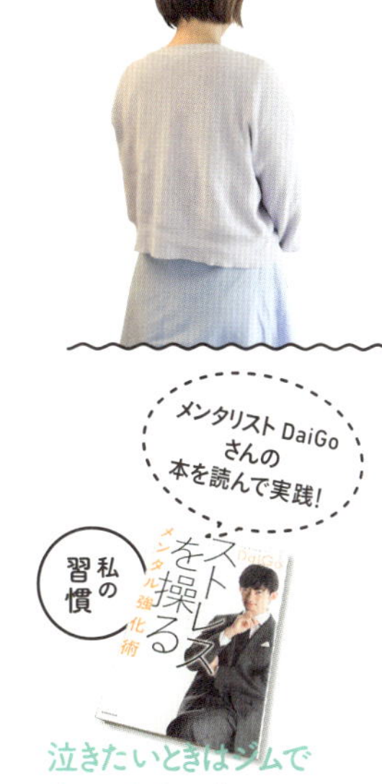

泣きたいときはジムでクロスウオーク

「『ストレスを操る メンタル強化術』を読んで、20分くらいの有酸素運動が効くと知って試したら、本当に効果抜群でした！」

やる気はいらない!

夢が自動的にかなう「神メンタル」のつくり方

かなえたい夢はあるけれど心が弱くて…と諦めている人は多いのでは?
脳の仕組みを理解すれば、夢を実現できる「神メンタル」が獲得できます!

気合と根性はいらない! 「未来の記憶」で脳が始動

「夢を気合と根性で実現しようとしてもダメ。行動の指示を出すのは脳なので、脳をまず攻略する必要があります」。脳科学や心理学をベースにしたビジネス構築理論により、多くの個人起業家の夢の実現を後押ししてきた起業家プロデューサーの星渉さんはそう力説する。そのために必要なのは「未来の記憶」をつくることだという。

「脳は『生存』を最優先に動くため、基本方針は『現状維持』。新しい挑戦をしようとしても、マイナスの感情や情報で邪魔をします。これに勝つには、夢がかなった将来の自分のイメージを実体験のように明確に脳に植えつけ、脳が『現実のほうに違和感を持つ』ようにすればいいのです。そうすれば脳は違和感を解消するために自動的に動き出し、夢をかなえるのに必要な情報を集め始めます」。その状態こそが「神メンタル」というわけ。多くの起業家が成果を上げた星さんのメソッドの一端を紹介。参考にしてみて。

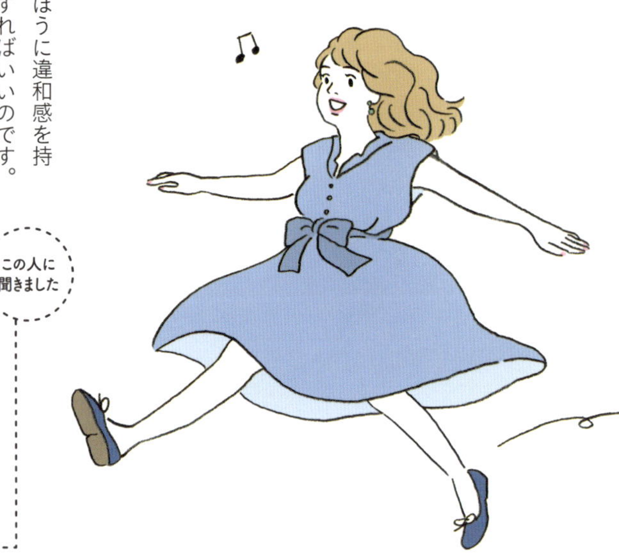

この人に聞きました

作家・起業家プロデューサー
星 渉さん

Rising Star代表。脳科学、行動心理学をベースとした独自の起業コンサルティングは驚異の成功確率91.3%の実績を持つ。著書『心が強い人の人生は思い通り「神メンタル」』(KADOKAWA)は10万6000部を超えるロングベストセラー。

なぜ私は将来の夢に向かって前進できないの？

理由 1

脳の最優先事項は「死なないこと」だから

新しいリスクを取ろうとすると「不安」や「面倒くささ」を使って邪魔をする

「脳は『死なない』を最優先し、現状維持のために行動を邪魔してくる。これを『心理学的恒常性』といいます」。そのために不安や面倒さを感じさせたり、できない理由にわざと気づかせたりする傾向があるという。「お化け屋敷でお化けの場所が分かれば怖くないように、脳がこうした感情をわざと出すと理解できれば、それにあらがう第一歩です」。

〇〇にチャレンジしよう!

と思っても……

今とやり方を変えたら死ぬリスクが上がるかも!

脳

不安

怖い

面倒くさい

ネガティブな感情をわざと発生させて妨害！

理由 2

脳は「必要なことしか見えない」から

将来の夢は「脳にとって不必要」なので、夢をかなえるための情報は目に入りにくい

人間の目や耳は常に膨大な情報を受信しているが、「脳の毛様体賦活系は情報を選別してしまい、必要と判断したもの以外は認識しません」。例えば下のような実験でも、「探しているもの以外は目に入らない」という結果が出ているという。「現状維持が大事な脳にとって『将来の夢』は不要。それをかなえる手段などの情報も認識しにくいのです」。

脳の仕組みを実感できる「カラーバス効果」

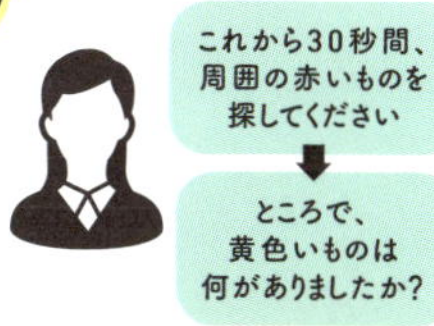

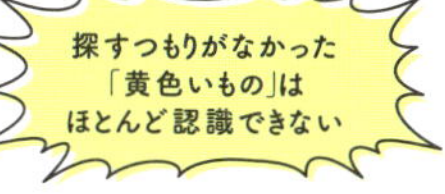

理由 3

脳は「体験した記憶」に弱いから

まだ体験していない「将来」は、脳にとって印象が薄い

「脳は日々の選択をする際、過去の記憶、それも感情と結びついた『情動記憶』に左右されます」。将来のために〇〇をしようと思っても、「将来」はまだ体験したことではなく、単に頭で考えたこと。体験済みの「〇〇が楽しかった」「勉強がつらかった」などの記憶には勝てない。「つまり、将来の夢を『感情を伴った記憶』にする必要があるのです」。

女子会の欠席者は悪口を言われやすい。自分がそうなったらつらい
女子会に行かずに勉強すれば資格が取れる!
感情を伴った体験
頭で考えただけの内容
こちらが圧倒的に強い!

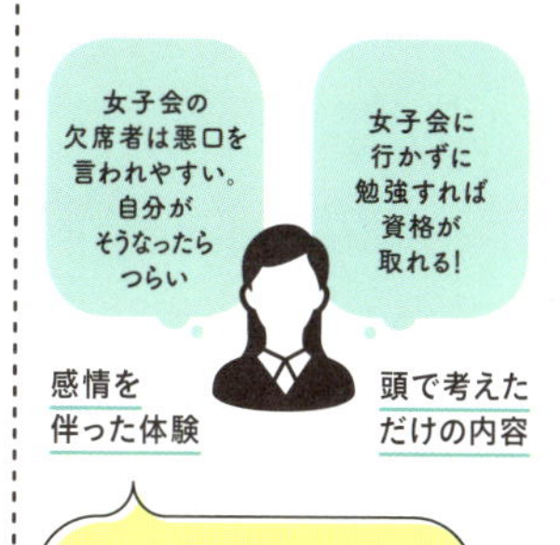

夢をかなえるメソッド

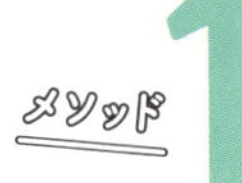

1 未来体験シートで目的地を明確にする

明確な目的地を設定できれば、脳は自動的にそこに至る道を探して動き出す。目的地を決めるために役立つのが「未来体験シート」だ。まず5年後に夢がかなっている自分を完了形で書き、逆算して半年後の自分まで書く。「そのうえで、それをかなえたい理由も明確にイメージします。自分が納得する理由なしには脳も動きません」。

POINT

完了形で書く

「したい」「目指す」などの未来形ではなく、「もう実現した」という完了形で書く。未来形では、脳は「まだ実現していない」と認識してしまう。

POINT

測定可能な内容にする

「幸せになった」など、実際にそれがかなったのかどうかを検証できない記述ではイメージができないので、明確に測定可能な内容にする。

POINT

肯定形で書く

例えば、「たばこは吸わない」という否定形の目標を脳はうまく認識できず、むしろたばこを意識してしまう。「ノンスモーカーになった」ならいい。

私は5年後に これを実現しました

外資系企業に転職して
世界中を飛び回っている

私は3年後に これを実現しました

米国上級秘書資格の
試験に合格した

私は1年後に これを実現しました

オーストラリアに
短期留学して
英語で暮らすことに
自信がついた

私は半年後に これを実現しました

TOEICの試験で
870点を取れた

未来の記憶をつくって

メソッド 2 「将来自分がいる世界」を実際に見に行く

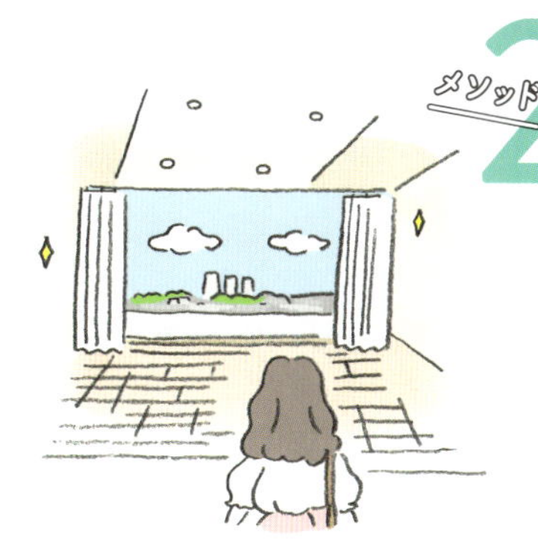

「将来の夢」を脳にとって重要と認識させるには、それを「感情と結びついた記憶」にすればいい。「例えば『お金持ちになる夢がかなったら住める高級マンション』に内見に行って感動すれば、その感動を忘れられずに、今の現実のほうに違和感を覚えるようになる。脳は違和感を解消しようと勝手に動きだします」。

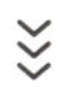

"将来の自分"に感動することで今の自分を変える行動が自然に起きる!

メソッド 3 将来の自分に対して「インタビュー」を行う

なぜそれを
実現できたんですか?
それはね、
まずここから
始めて…

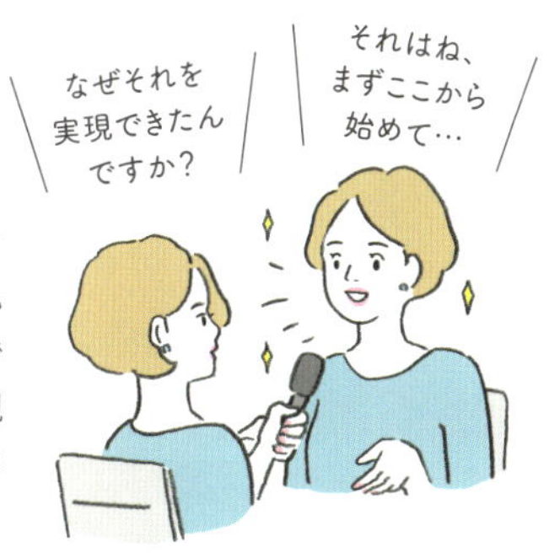

「夢がかなった未来の自分になり切って、誰かからインタビューを受けるというワークをすれば、自宅にいながら未来を"体験"できます」。ひとり2役で、自分で自分にインタビューするのでもいい。「なぜ夢を実現できたのか?」「何が支えになった?」「何が大変だった?」など、なるべく根掘り葉掘り聞かれて答えよう。

メソッド 4 将来の自分を「毎日」イメージして、宣言する

- 毎日、将来のイメージを手書きして鏡の前でも自分に向かって宣言

私は年収600万円だ!

私は55kgまでダイエットに成功した!

- パソコンのパスワードを宣言の言葉にするのも有効!

ユーザー名 ○○○○○

パスワード watashihanensyu600man

「私は年収600万」と毎日入力!

「脳の海馬は、繰り返し同じ情報に接すると、それを必要な情報だと認識します」。つまり、上の3メソッドで未来の記憶のイメージを明確にしたら、それを「毎日」自分に言い聞かせ続けることが大事。その際、ただ思ったりスマホに入力したりするのではなく、「手書き」や「口に出す」ことで、より脳を刺激できる。

実は私も?

「発達障害」傾向の脳でも毎日がうまくいく簡単テク

他の人の"当たり前"ができない…それは脳の傾向かも。
発達障害の当事者が実践する生活術を参考にしてみて。

社会生活をなんとか回す!「世界一レベルの低い」生活術

世の中には、社会生活を送る上で不利な特性を持つ"厄介な脳"を抱えて悩む人がいる。いわゆる「発達障害者」だ。

例えば「ADHD」というタイプの発達障害は、一般的にじっと待ったり行列に並んだりするのが苦手(多動性)だとか、注意力の欠如などが特徴。「ASD」は、人との関わりが困難だとか、特定のルールに強くこだわってしまうなどといった特徴があるとされる。症状はひとりひとり異なるが、社会で生きる中で困難にぶつかりやすく、しかもそれを努力では改善しにくい点で共通する。

自らもADHDの診断を受けた借金玉さんも、職を失うなどの苦労を経てきたひとり。その経験や、他の発達障害者たちとの交流のなかで、「自分たちが少しでも楽に生きるためのワザ」を体系化した。

「例えば、私はすぐモノをなくすので、ハンコが使いたいときにはいつもない。なので、同じハンコをたくさん買ってあちこちに置くことで対応した。こういう『レベルの低い解決法』が重要なんです」

発達障害に気づかず大人になった人や、診断を受けるほどではなくても発達障害的な傾向を持つ人は少なくない。借金玉さんの生活術、あなたにも役立つかも?

この人に聞きました

33歳 会社員
借金玉さん

ADHD(注意欠陥、多動障害)の診断あり。新卒で入った銀行では仕事が全くできずに逃げ、紆余(うよ)曲折を経て今は文筆業や営業マンとして生計を立てる。著書は『発達障害の僕が「食える人」に変わったすごい仕事術』(KADOKAWA)。

こんな私が自分で試して発見した、厄介な脳のトリセツです

「集約化」して「一覧性」を持たせる

複数の場所に分散したモノを管理するのは困難なので、1カ所に集める。しかも「見えないモノは認識できない」ので、見やすい形で収納する。

行動のハードルを極限まで下げる

仕事でも日常の用事でも、意志が弱くなかなか着手できない特性があるため、行動の「最初の一歩」だけは非常に低いハードルにする。

「クリーンスペース」をつくる

周囲のノイズに非常に弱くて集中できなくなる傾向があるため、集中するための作業スペースだけは完全にクリーンに保つ。

死なないことが最優先

ただでさえストレスを感じやすいのが発達障害者。「高い成果を上げる」より、「心の健康を害さない」を最優先にしないと破綻する。

さらに 厄介な状況別・最低限の生活テク

厄介な脳 1

仕事の書類が整理できない！
別の案件が混ざって紛失も

これで解決

バインダーもりもり作戦

「以前の私は重要書類をなくす名人。仕事で多くの案件を同時に抱えていると、膨大な書類を管理できませんでした」。それを解決したのが、「案件ごとに1つのバインダーに書類をまとめる」というテクニックだ。ファイリングするのと比べて、バインダーに挟むだけなら手間がかからない。「クリアファイルだとそれごと行方不明になることもあるが、バインダーはさすがになくさないし、複数の案件が混ざらない。挟んだ書類も一覧しやすいんです」。複数の案件がある場合は、すべてのバインダーを常に持ち歩けば忘れ物もない。薄いバインダーでは挟める書類も少なく折れやすいので、頑丈なバインダーがいいという。

1案件ごとに
1つのバインダーにまとめて、
すべて持ち歩く！

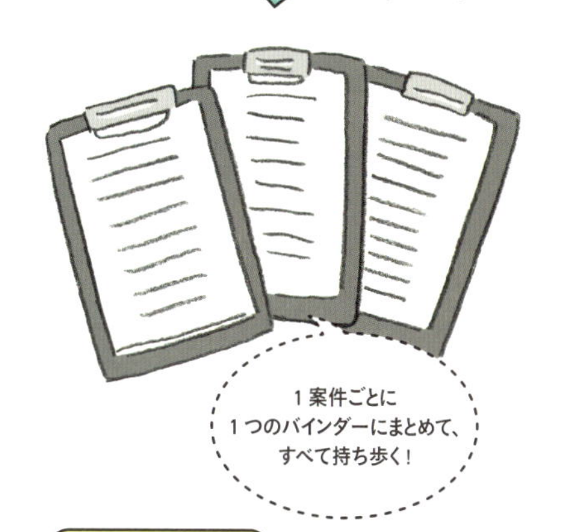

厄介な脳の人は
全部「見える」状態での収納がオススメ！

→ これで解決

スケジュールにまず休日を入れる。ホテルに「外こもり」もオススメ

「スケジュール帳に最優先で記入すべきなのは『休養』。その日は絶対に何もせず、仕事のことも考えず休みに徹するという『タスク』を課すのです。できれば月に3日以上」。休日も、休み明けに積み残した課題が気になって全く心が休まらずに終わりがちなのが発達障害者。「休むのが仕事」という意識を持てば気が休まりやすく、また手軽に達成感を得られるという。家にいると雑事が気になるなら、「近所のホテルにこもるのもオススメです」。

10 THU　11 FRI　12 SAT　13 SUN

休日！

この日は絶対に何もしない！

厄介な脳 3

文具も生活用品もゴチャゴチャ散らかった場所で集中できない

→ これで解決

すべて「1つの箱」に放り込む

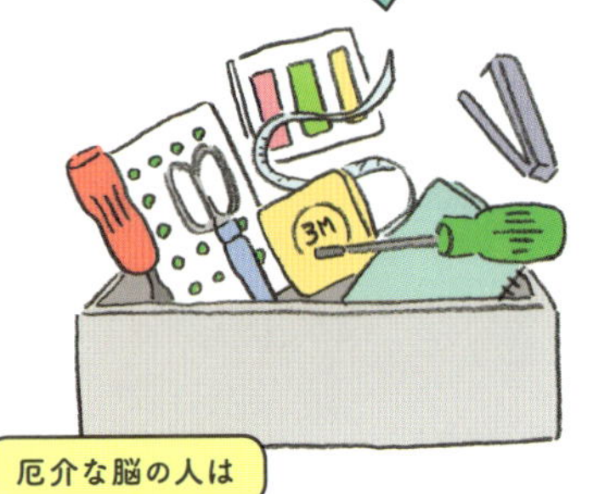

厄介な脳の人は

作業スペースには何も置かない！モノは「ここになければない」状態に

家でも職場でも、整理が苦手な借金玉さん。なのに「散らかっているとストレスを感じるのだから始末が悪い」。解決策は、行き場のないモノは全部1つの箱に放り込むこと。これで作業スペースや床はスッキリする。箱の中は混沌とするが、「この箱になければ他の場所にはない、と分かっていれば、安心はできます」。

勉強しようとしても全く継続できない

厄介な脳 4

➡ これで解決

毎日少しずつコストをかけて勉強への「依存状態」をつくる

勉強などの継続は極めて苦手だという借金玉さん。そんな彼が長期的なタスクをやり遂げるのに編み出したのが「依存する」ワザだ。「私はパチンコなどに依存しやすいのですが、これを逆手に取ります。パチンコがやめられない最大の要因は『今までに投じたお金がもったいない』という感情。同様に、無理やりでも毎日少しずつ時間やお金をかけていくと、ある段階から『このタスクをやめるのがもったいない』という感情が生まれます」。

1日目　2日目　3日目　…　➡　X日目

全くはかどらなくてもいいからとにかく毎日時間を割く

やめるのがもったいない心理が生まれる

厄介な脳の人は

自分の依存しやすさを逆手に取る!

余計な思考が頭をぐるぐるして夜も全く寝つけない!

厄介な脳 5

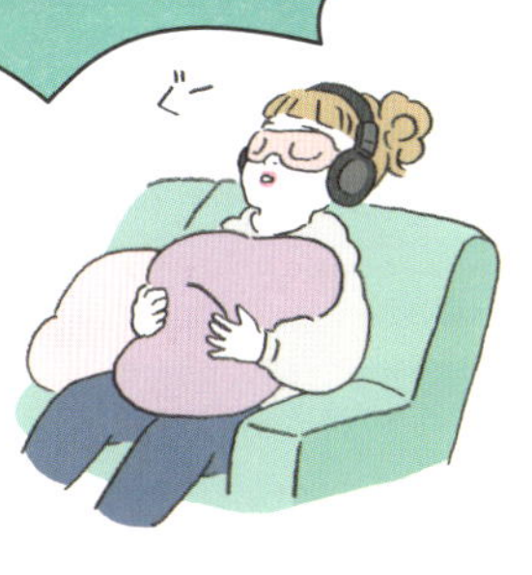

➡ これで解決

「蒸気アイマスク」で五感を遮る

「余計なことに集中し続けてしまって、眠ることもできなくなりがちなのが我々のような発達障害者」。その対策に有効なのが「蒸気アイマスク」と「ヘッドホン」だという。「視覚や聴覚を遮断し、同時に身体的快感を得ることで、余計な集中を断ち切りやすいのです」。

厄介な脳 6

朝は全く起きられない

➡ これで解決

ベッドの1m先にペットボトルを置く

「『朝起きる』というタスクには大きな苦痛が伴う」という借金玉さん。しかし「起きる」のではなく「ベッドの近くに置いた飲み物を飲む」という簡単なタスクにするとうまくいくと言う。ベッドに近いが、寝たままでは手の届かない場所にペットボトルを置くのがコツ。

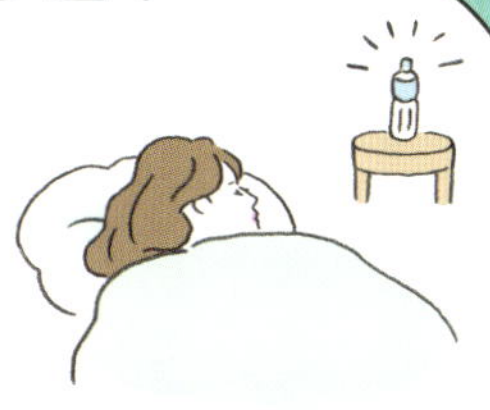

精神科医の禅僧に学ぶ

脳が休まる「すきま瞑想」の始め方

1つのことをしながら、別のことも念頭に置いて仕事する──。
先を予測して動く現代人は、常に"追い詰められて"いる! 疲れた脳を休める
「すきま瞑想」習慣で、健康的な心をキープしましょう。

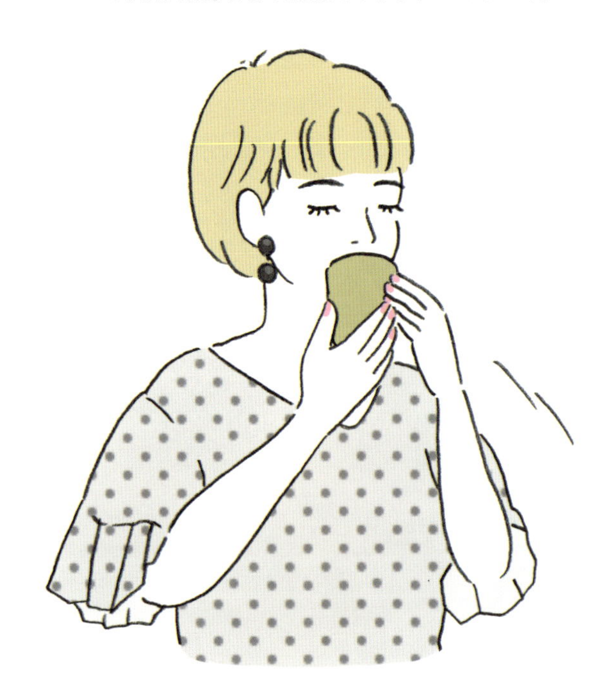

この人に聞きました

臨済宗建長寺派林香寺住職
精神科・心療内科医
川野泰周さん

1980年生まれ。慶応義塾大学医学部卒業後、精神科医として診療に従事し、2011年から禅修行。14年末から、横浜にある臨済宗建長寺派林香寺の19代目住職に。現在は、寺務の傍ら、クリニックなどで精神科診療にも当たっている。『ずぼら瞑想』(幻冬舎)など著書多数。

瞑想を習慣にして心を上手に整える

「休日ゆっくりしているのに、疲れが取れない」「寝たのに、朝からすでに疲れている」など、慢性的に疲れを感じている人も多いはず。「スポーツなどの後、体の節々が痛むのでなく、なんとなく体が重いと感じるのは、脳の疲れかもしれません」と話すのは、禅僧であり精神科医でもある川野泰周さん。人間の心の構造を理論的に知りたいと大学で精神医学を学び、

瞑想が なんとなくグッタリ な私たちに効く5つの理由

理由 その1

脳が休まる時間ができて回復力がアップする

さまざまなことを同時に考えながら作業をするマルチタスクの状態は、脳を疲弊させる。「瞑想で1つのことに集中し、強制的にシングルタスクにすることで脳は休まり、リフレッシュします」。

理由 その2

自分を慈しむ時間で自己肯定感を得られる

普段は自分以外のものに多くの意識を払い、脳のエネルギーを使っている。「瞑想によって自分の内面に意識を集中させると、自分自身をコントロールできるという自己肯定感が芽生えます」。

理由 その3

切り替え上手になることで脳の使いすぎを防ぐ

人間が1度にできることは1つ。「“マルチタスクな人”は、同時進行がうまいのではなく、気持ちや行動の切り替えが上手。瞑想を日常に取り入れることで、気持ちの切り替えがうまくなります」。

理由 その4

人生の楽しみを取り戻し気持ちが明るくなる

「五感の1つに意識を集中させることが『瞑想』です。食事中、視覚で料理を愛(め)で、味覚で味わうというように、1つ1つの動作を意識するのも瞑想。すると、当たり前の日常の豊かさに気づきますよ」

理由 その5

ネガティブな感情を受け流せるようになる

瞑想中、悩みや気がかりなことなどが頭をよぎる…。「そんなときは、『悩むほど真剣に頑張ってる』『思い出した自分、えらい』と褒めてあげましょう。マイナスな気持ちもスッと流れていきますよ」。

臨床医を経験したのちに、禅修行を経て実家の禅寺を継いだ。現在は寺務の傍ら、クリニックなどで精神科診療を行っている。

「現代人は、目の前の仕事をしながら別の仕事の進行も意識するなど、複数のことを同時に行うマルチタスクの状態。さらに、皿洗いや掃除などの家事、辞書での調べものなど、無心でできる作業が機械に置き換わり、常に脳が『大事なこと』を考えています。時間を無駄なく使おうとする意識が、かえって脳を疲れさせているのです」

また「迷惑をかけないようにしよう」などと自分以外に目を向ける場面が多く、自分が何に疲れているのかにも気づきにくくなっている。「それを防ぐために有効なのが瞑想です」。

仕事の合間など、日常に取り入れやすいのが「すきま瞑想」。その方法を教えてもらった。

すきま瞑想

数十歩でも
構いません

通勤時間に取り入れたい

歩く瞑想

[WALKING MEDITATION]

足裏の感覚に注意を向ける「歩く瞑想」。「通勤中やオフィスでの移動時、意識を足の裏に向けて少し取り入れてみるのもオススメですよ」。

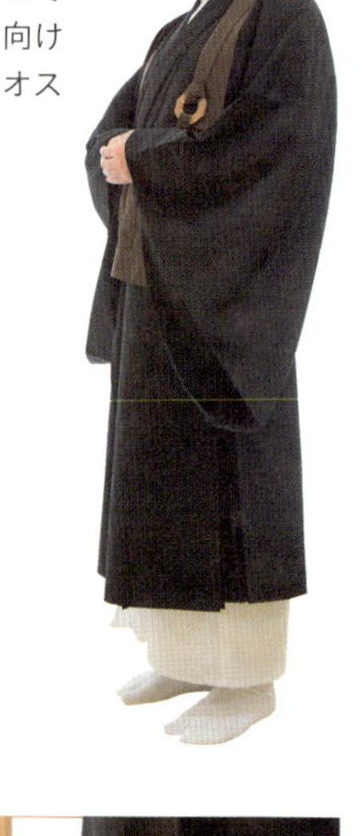

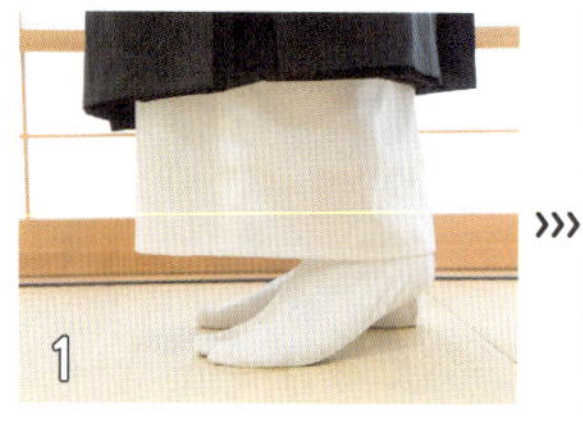

左足のかかとを上げる

左のかかとを上げながら、「かかとが上がる」と、動きに合わせて心の中で唱える。

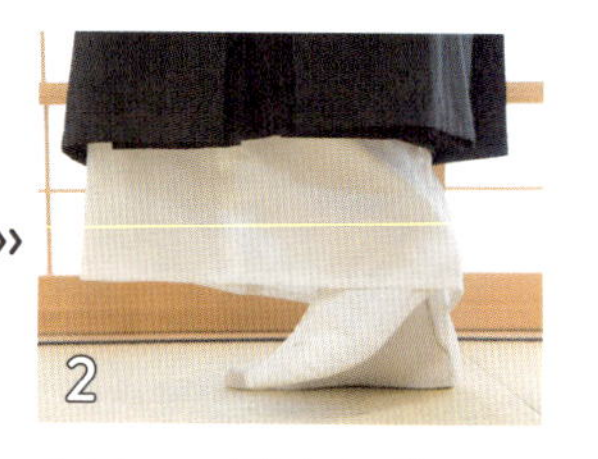

左足のつま先を上げる

「つま先が上がる」と心の中で唱えながら、左のつま先を上げる。空に浮く感覚を意識。

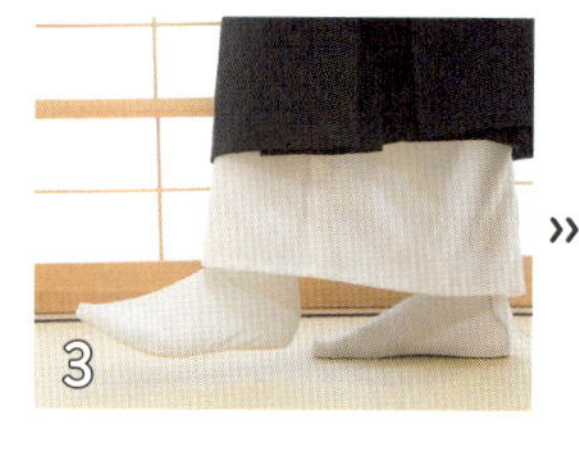

左足をゆっくり前に出す

「足を前に出す」と心の中で唱えながら、左足をゆっくりと前に出す。自然な歩幅でOK。

足の裏に
意識を集中

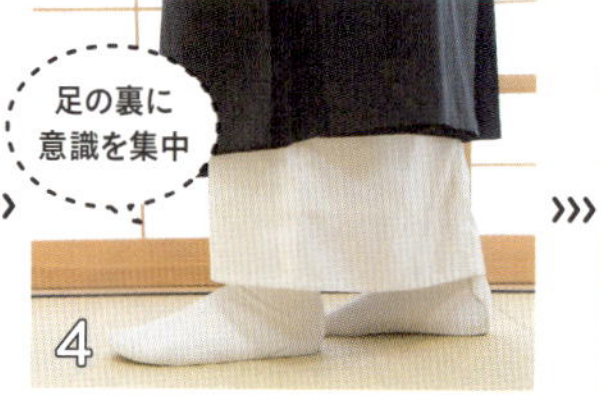

左足全体を着地させる

「足裏を地面に着ける」と心の中で唱えながら着地。「足裏で地面の存在を感じましょう」。

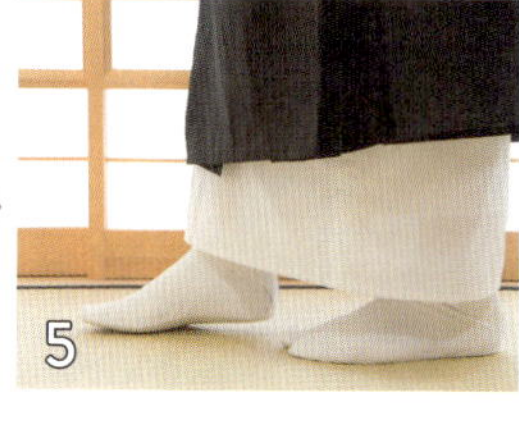

右足も同様に前に出す

左足を終えたら、右足も 1～4を行う。自然にできるところまで左右の足で繰り返す。

満員電車でヘトヘトです

つり革瞑想

つり革につかまって行う瞑想。まず1駅から始めてみよう。「目を閉じて足を軽く開き、へその下の丹田を意識。両足の裏でバランスを取る感覚で立って、呼吸に集中します」。

駅の長～い階段にうんざり!

階段瞑想

通勤電車の乗り換えなどで、長い階段にうんざりすることがあるなら「階段瞑想」を。「『歩く瞑想』を応用しながら上り下りします。平地よりも増える筋肉への負担も観察しましょう」。

「忙しい」「面倒くさい」が考え方で日常の瞑想に

1日1分でできる！ おすすめ

仕事の休憩時間に取り入れたい
飲む瞑想
[DRINKING MEDITATION]

こだわりのお茶と器を常備して、仕事の休憩時間に行って。パソコン画面は消すか布で隠すかして、視界に入れない。

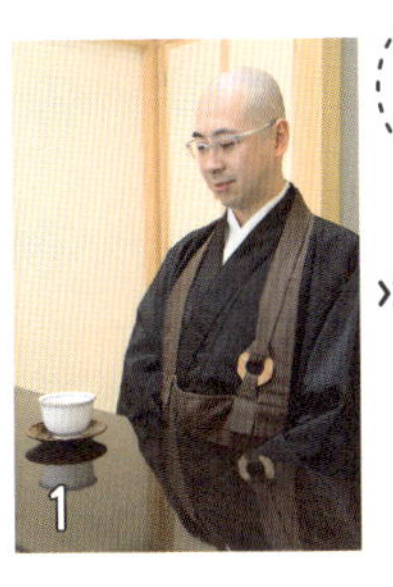

器を目の前に置き観察する
机に飲み物が入っている器を置き、まず観察。色や形、素材などを感じて。

温かくて気持ちいいな

器を手に取って、温度を感じる
温かいのか冷たいのかなど、器から手に伝わる温度を観察。感触を楽しむ。

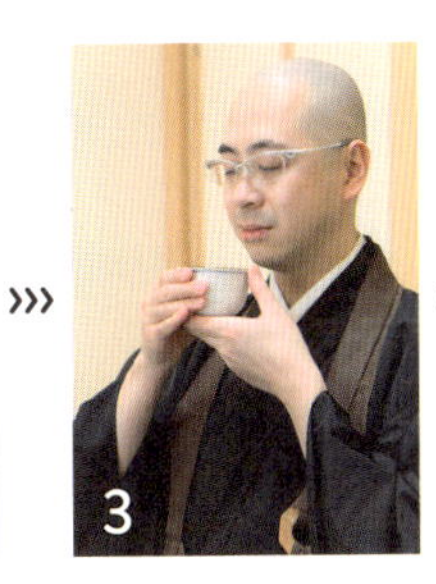

飲み物を鼻に近づけ香りを感じる
飲み物の香りをゆっくりと感じる。「香りから味を想像してみましょう」。

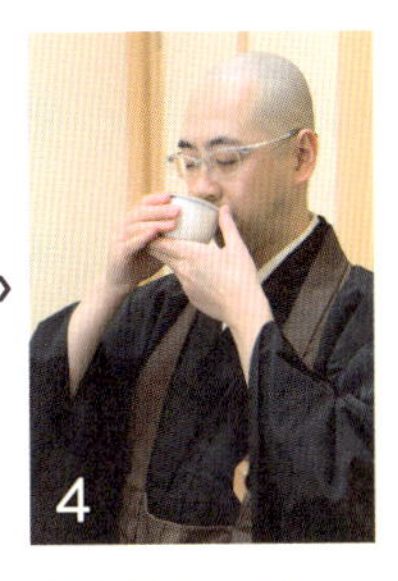

飲み物を一口、口に含む
器を口元に運び、口の中を潤す程度の飲み物を口に含む。静かな動作で。

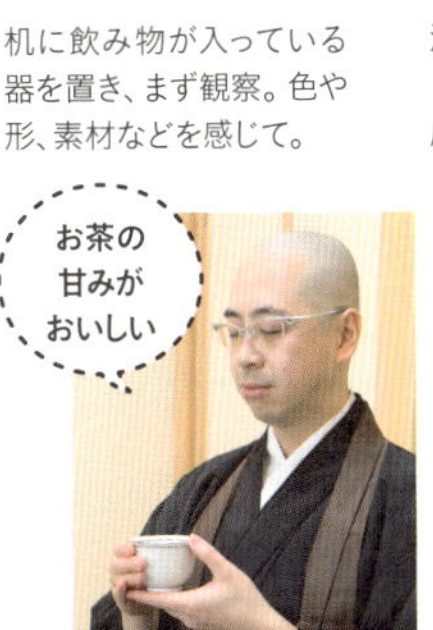

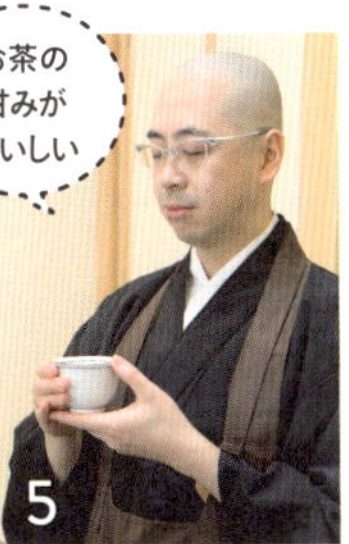

舌全体で、飲み物を味わってみる
飲み物を舌全体に広げるように味わう。甘み、苦みなどの複雑な味わいを観察。

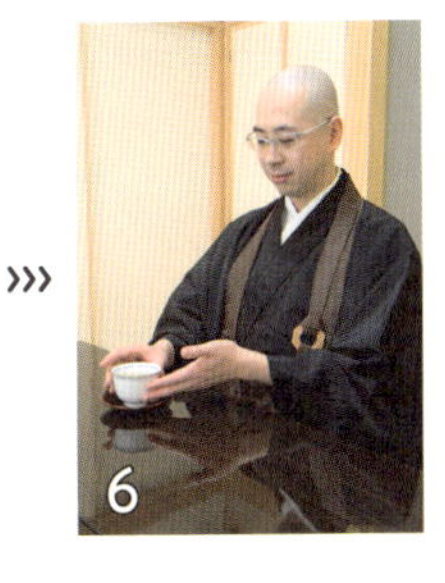

静かに器を置く
静かに器を机に置く。「置いた後は、仕事をしながら飲んでも構いません」。

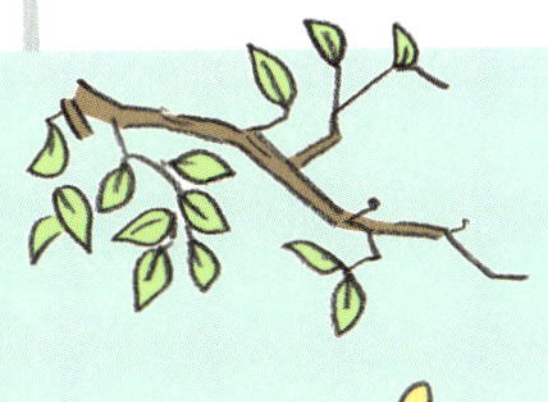

ランチをゆっくり取れない

ベンチ瞑想
忙しくて、ランチをゆっくり取る時間もない！　そんなときは、公園で簡単ランチを。「そのときに、いくつかのベンチに座ってみて。視点が変わると、気持ちも自然に切り替わります」。

毎日、家事に追われています

家事瞑想
「修行では、掃除は坐禅以上に大切とされています。実は家事は、最高の瞑想。キャベツの千切り、洗濯物干し、雑巾がけ…。美しく仕上げようと集中することで無心になれます」

知らないうちにあなたの脳もヘトヘト

脳の疲れ過ぎを解消するワザ12

「仕事は忙しいけれど充実した毎日!」と感じているあなたも、
実は脳はヘトヘトかもしれません。効果的な脳のリフレッシュ法を紹介します!

この人に聞きました

おくむらメモリークリニック
院長
奥村 歩さん

岐阜大学大学院博士課程修了後、ノースカロライナ神経科学センターに留学。岐阜大学附属病院を経て2008年に開院。「もの忘れ外来」を中心に10万人以上の脳を診断。

情報の浴びすぎで「ぼんやり」する時間がないと
脳はどんどん弱る!

スマホを見続けると脳に疲れがたまっていく

「現代人は脳が疲れ切った人が多い。くつろいでいるつもりでも、ずっとスマホを見ているのでは、実は脳は情報に集中しっ放しで全く休まっていません」と、おくむらメモリークリニック院長の奥村歩さんは警鐘を鳴らす。脳の過労により、自覚がないままに記憶力や思考力が低下した〝スマホ認知症〟というべき人も多いという。

しかし、スマホを多用する生活から逃れるのは困難。「少しずつでも『ぼんやり』する時間をつくりましょう。ぼんやりしていると き、脳内では『デフォルトモード・ネットワーク』というシステムが活性化し、脳が浴びすぎた情報を整理し、疲れを取ってくれます」。日常に取り入れると効果的な習慣を集めたので、参考にして。

優先度大
・水曜のプレゼン資料をまとめる
・歯医者の予約

優先度中
・子供の中学受験の資料を集める
・エアコンの掃除サービスを探す

優先度小
・嫌みばかり言う同僚Aさんへの対策
・11月のB美の結婚式に着ていくものを買う

01 頭スッキリ
悩み・課題を書き出して優先順位をつける

「脳が疲れてくると、悩みやタスクに優先順位をつけられなくなる。すべて同時進行で悩んでしまい、ますます疲れる傾向があります」。そこで普段から、自分の悩みを書き出して、優先度の大・中・小に仕分けする習慣をつけるといい。「悩みの多くがくだらないものである」と客観的に見られる。「自分がなぜ疲れているのかを知るだけで、悪循環に陥りにくくなります」。

02 頭スッキリ
毎晩、簡単な行動日記をつける

1日の終わりに、その日に起きたこと、それによって自分が感じたこと、体調の変化などを、1～2行の簡単な文章でいいので行動日記として記録していく。これにより「自分のメンタルの調子が悪化し始めた兆候に気づいて早めに対処できるほか、自分自身を客観的にチェックすることで、『ぼんやり脳』であるデフォルトモード・ネットワークを活性化させることができます」。

10月7日
企画書が遅れて叱られた。
要反省だけど
あの叱り方はムカツく!

10月8日
話が長いお客さんとの
会話がすぐ終わった。
なんでか分からないけど
ラッキー!

10月 October

8 TUE	9 WED
資料づくり	会議
空白	空白
会議	企画書づくり
空白	空白
企画書づくり	会議

03 ぼんやりタイム
スケジュール帳に「空白」を書き込む

絶え間なく忙しくしていると、脳が取り入れた情報を整理するための「ぼんやりタイム」がなく、どんどん脳に疲れがたまっていく。仕事が多くても、スケジュール帳にはあえて30分程度の「空白」の時間を確保するといい。その際、心置きなくぼんやりするためのお気に入りの場所を探しておくと、より効率的!

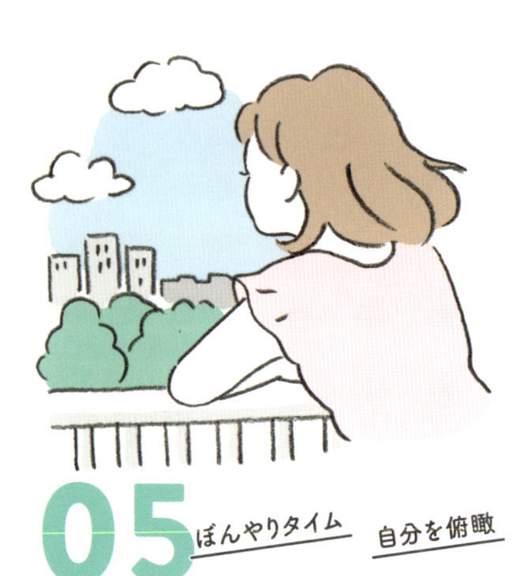

04 ぼんやりタイム

大事な作業の前後に「3分間ぼんやり」する

その日の山場となる、気合が必要な仕事の前後には、ほんの短時間でもいいので、ぼんやりと頭の中を整理する時間を取りたい。これからやる仕事について脳がシミュレーションできたり、終わった仕事の反省が効果的にできたりして、むしろ仕事の成果が上がる可能性が高い。

05 ぼんやりタイム 自分を俯瞰

高いところから遠くを見る

気分が晴れないときは、屋上など高いところから下界を眺めてみるといい。「人間は高いところから見下ろすとき、自分の頭の中のことも広い視野で眺める“鳥瞰(ちょうかん)視(し)”“客観視”の力が強まります」。難しい問題の解決策を急に思いついたり、自分のスランプやストレスの原因にふと気づいたりといったことが起きやすいという。

06 ぼんやりタイム 五感を刺激

あてもなく散歩をする

ただ歩くなど、頭を使う必要がない動きをしていると、大脳の意識的活動レベルが下がって安静時に近い状態になる。「運動は脳内のネットワークのつながりや、神経細胞の成長に関わる物質『BDNF』の分泌も促します」。散歩中に脳内が整理され、突如新たなアイデアや解決策がひらめくことも。

07 自分を俯瞰 五感を刺激

昔好きだった懐メロを聴く

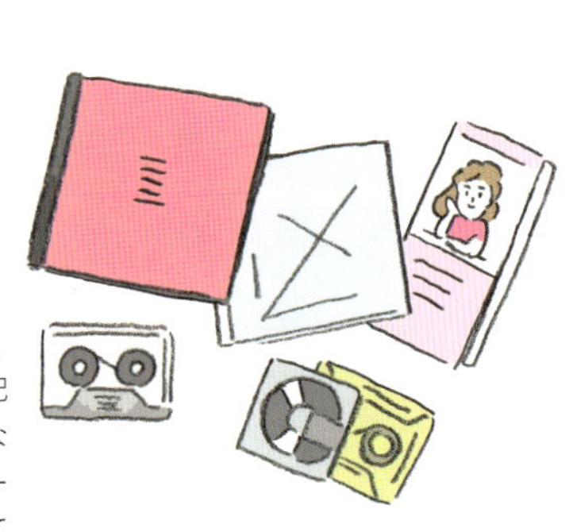

昔懐かしい音楽を聴くと脳の情動領域が刺激され、脳にしまわれた古い記憶が引き出される。「過去の記憶が思い出されることで、過去と現在の自分をつなげてモニタリングするデフォルトモード・ネットワークが刺激されます」。同時に昔の情熱がよみがえってくることも。

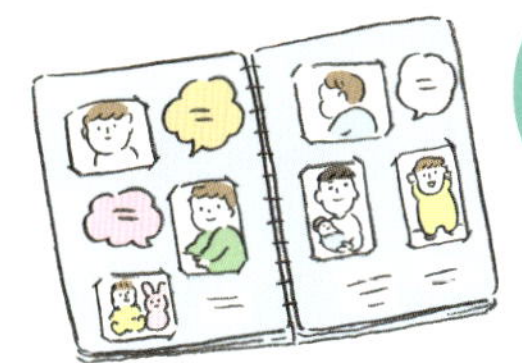

08 ぼんやりタイム 自分を俯瞰

昔のアルバムをぼんやりと眺める

子供の頃からの一連の写真を見ることは、自分の過去を俯瞰(ふかん)的に振り返ること。「デフォルトモード・ネットワークは自分自身の過去から未来までをつなげてモニタリングするシステム。なので昔のアルバムをぼんやり眺めるという行為は、このシステムを活性化させることにつながります」。毎晩寝る前に見るのがオススメ!

09 脳ストレッチ

検索の前に3秒間「思い出そうとする」

スマホに頼りがちな現代。「あのドラマの曲はなんだっけ?」などの疑問を検索すれば、すぐに答えにたどり着けるため、結果として脳内の記憶を検索するシステムが衰えやすい。「せめて3秒は検索を我慢し、自力で思い出そうとする習慣をつけると、脳のネットワークのつながりがよくなります」。

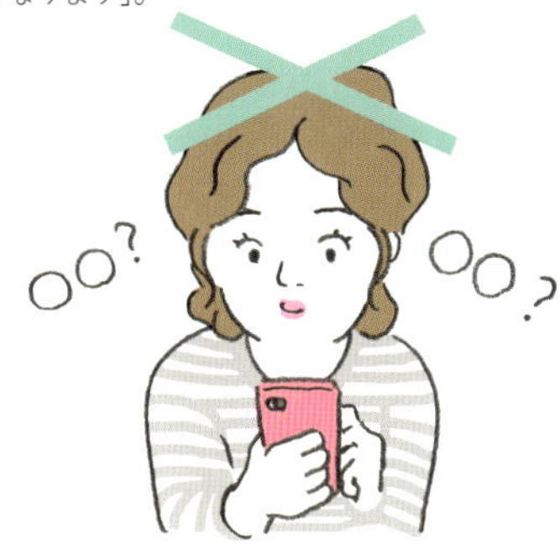

10 五感を刺激

時間を忘れて動物や植物と触れ合う

「動物や植物には脳を癒やす力があります。時間を忘れるくらい動物と遊んだり、ガーデニングを楽しんだりすれば、脳にとって大きなリフレッシュ効果があります」。山道を歩いて森林浴をするとか、気持ちのいい野原に寝転んでぼんやりとした時間を過ごすことなども効果的!

11 ぼんやりタイム 五感を刺激

皿洗いや風呂掃除をする

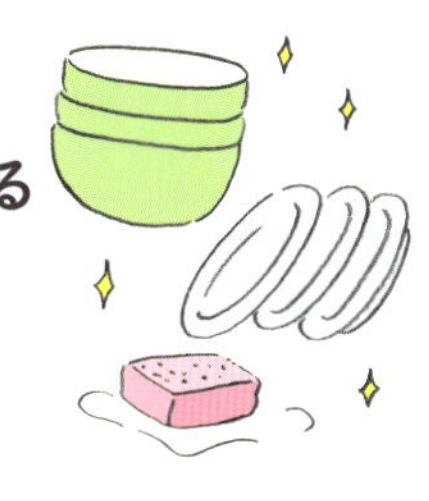

「皿洗いや風呂掃除、靴磨きなどのような、頭を使わなくてもいい単純作業をしていると、脳が退屈して意識的活動が低下し、デフォルトモード・ネットワークが立ち上がってきます」。作業はなるべく長く続けたほうが効果的だという。頭の中がモヤモヤしていたら、まず家事を片づければ、家もスッキリして一石二鳥?

12 脳ストレッチ 五感を刺激

対人のスポーツや、将棋・囲碁などを楽しむ

相手の出方を読みながらの駆け引きが必要な対人ゲームは、脳にポジティブな刺激を与える。「計算ドリルのような“脳トレ”よりも、リアルな人と交わる社交的要素のある活動のほうが、脳にはプラスです。『ポケモンGO』も他の人との交流が発生するので、割に脳にいいかもしれません」。

STAFF

イラスト：山中玲奈

写真：小野さやか、竹井俊晴、松橋晶子、矢作常明、吉澤咲子、sono(bean)、スタジオキャスパー、PIXTA

取材・文：岩井愛佳、宇佐見明日香、海老根祐子、工藤花衣、武田京子、高島三幸、西尾英子、籏智優子、三浦香代子、村山真由美、柳本操、吉田明乎

料理・レシピ考案・スタイリング：タカハシユキ（p.94〜99）

ヘアメイク：長谷目和美（p.72）

本書に掲載の情報は、日経WOMAN2017年3月号・6月号、2018年8月号・9月号、2019年3月号・5月号・6月号の記事を抜粋、加筆、再編集したものです。内容は原則として取材当時のものですが、一部情報を更新しています。記事掲載の価格は原則、消費税を除く税別表記としています。

“頑張りすぎの私”がもっとラクになる

心とカラダの正しい休ませ方

2019年10月7日　第1版第1刷発行

編　者　日経 WOMAN 編集部

発行者　南浦淳之

発　行　日経BP

発　売　日経BPマーケティング

〒105-8308　東京都港区虎ノ門4-3-12

編　集　株式会社マーベリック（大川朋子、奥山典幸、松岡美佐江）

装　丁　小口翔平＋山之口正和（tobufune）

本文デザイン　mashroom design

印刷・製本　図書印刷株式会社

https://nkbp.jp/booksQA

　ISBN978-4-296-10402-4